아토피
디톡스가
답이다

아토피
디톡스가
답이다

김성호 지음

아토피 디톡스가 답이다

초판인쇄 _ 2016년 4월 22일
초판발행 _ 2016년 4월 27일

지은이 _ 김성호
펴낸이 _ 한미경
펴낸곳 _ 예나루

등록 _ 2006년 1월 5일 제106-07-84229호
주소 _ 서울특별시 용산구 갈월동 10-3 한성빌딩 별관 202호
전화 _ 02-776-4940
팩시밀리 _ 02-776-4948

ISBN _ 89-93713-26-8 13510

일원화 공급처 _ (주)북새통 서울시 마포구 서교동 384-12
전화 _ 02-338-0117 팩시밀리 _ 02-338-7160~1

차례

머리말 ▪ 8

[Chapter **01**]

아토피는
병이 아니다

병원에서는 아토피를 못 고친다 ▪ 16
성인 아토피가 늘어나는 이유 ▪ 20
아토피는 독소가 원인이다 ▪ 25
화학물질과 함께하는 우리의 일상 ▪ 30
스테로이드가 악성 아토피의 주범이다 ▪ 37

[Chapter **02**]

입으로 들어오는
아토피 유발 독소

냉장고가 아토피를 부른다 ▪ 48
우유에 미련을 버려라 ▪ 54
햄과 소시지를 조심하라 ▪ 59
1년이 지나도 썩지 않는 햄버거 ▪ 65
식용유도 아토피의 원인이 된다 ▪ 70
바퀴벌레도 안 먹는 트랜스지방 ▪ 73

03

피부로 들어오는
아토피 유발 독소

화장품도 위험하다 ▪ 80
백해무익한 자외선 차단제 ▪ 82
항생제는 면역력 저하의 주범 ▪ 86
항균제품이 더 위험하다 ▪ 90
지금 당장 샴푸를 버려라 ▪ 95
염색은 알레르기를 유발한다 ▪ 101

Chapter

04

호흡기로 유입되는
아토피 유발 독소

화학물질로 가득 찬 우리집 ▪ 106
인공향료는 환경호르몬이다 ▪ 110
향수는 아이에게 독이 된다 ▪ 114
기름방울들이 실내를 떠돈다 ▪ 117

Chapter

05

뱃속부터 관리하는
아토피 예방

엄마와 아이는 한 몸이다 ▪ 124
양수가 오염되면 아이도 위험하다 ▪ 127
저체온이 아토피를 부른다 ▪ 130

스마트폰은 아토피를 악화시킨다 ■ 133
예방접종, 부작용을 먼저 챙겨라 ■ 136

Chapter 06

아토피 치유를 위한
디톡스 10계명

1. 몸을 따뜻하게 하라 ■ 144
2. 천연 비타민을 섭취하라 ■ 149
3. 디톡스는 미네랄에 맡겨라 ■ 152
4. 역삼투압 정수기를 버리고 수돗물을 마셔라 ■ 156
5. 섬유질을 많이 먹어라 ■ 161
6. 관장과 단식으로 장을 깨끗하게 하라 ■ 166
7. 햇볕은 아토피 치유에 도움이 된다 ■ 170
8. 제왕절개는 피하는 것이 좋다 ■ 173
9. 죽염을 활용하라 ■ 177
10. 피부의 독소를 해독하라 ■ 181

부록

죽음의 문턱에서 만난 아토피 완전정복 ■ 190
디톡스로 아토피를 극복한 사람들 ■ 212

참고자료 ■ 221

머리말

아파보면 압니다. 건강이 얼마나 소중한 것인지. 사랑하는 가족이 병으로 고통받는 것은 모두를 힘들게 합니다. 특히나 미쳐버릴 정도로 고통스러운 아토피를 앓고 있는 아이를 지켜보는 부모 마음이야 오죽하겠습니까?

"차라리 내가 아프고 말지..."

부모의 마음을 더욱 아프게 하는 것은 아토피를 끝장낼 방법을 알지 못한다는 것입니다. 병원에 다녀도 치료는커녕 악화되는 것이 더 큰 문제입니다.

왜 그럴까요? 아토피는 온통 '알지 못한다' 투성입니다. 아토피라는 명칭조차 '알지 못한다'는 의미를 갖고 있습니다. 현대의학은 아토피의 원인은 물론 해결책도 알지 못합니다.

영국 속담에 "병을 알면 거의 나은 것"이라는 말이 있습니다. 그런데 첨단 의학이 아토피라는 주제 앞에서만큼은 맥을 추지 못하고 있습니다. 아토피의 원인조차 규명하지 못한 상태에서 치료부터 하겠다고 덤비는 꼴입니다.

아토피를 비롯한 현대의 질환들은 기이하게도 병원 치료가 어렵다는 특성을 갖고 있습니다. 왜 이런 일이 벌어지고 있을까요?

그것은 현대 의학이 증상에 집중하고 있기 때문입니다. 증상은 인체 내의 경고 장치에 해당됩니다. 자동차 경고등처럼 말입니다. 오일을 교체하라는 경고등이 켜져 '삑삑' 소리가 울릴 때, 문제의 원인은 어디에 있습니까? 경고등이 문제일까요? 아닙니다. 그것은 바로 오염된 오일에 있습니다.

인체의 증상은 경고등과 마찬가지입니다. 오염된 오일을 교체해주지 않고 경고음 소리가 듣기 싫다고 꺼버리면 어떻게 되겠습니까? 그런데 지금까지의 아토피 치료는 이런 방식으로 이루어지고 있었습니다. 가렵다면 면역 반응을 강제로 억제시켜 가려움을 멈추게 하고, 진물이 나오면 스테로이드로 진물을 멈추게 하고, 열이 나면 해열제로 열을 내리는 것이 병원의 치료법입니다. 증상을 일으킨 원인을 제거해야 함에도 불구하고, 증상 자체를 없애겠다고 덤비는 한심한 짓을 계속하고 있는 것이지요.

아토피를 극복하기 위해서는 먼저 아토피의 본질에 대한 이해가 필요합니다. 아토피는 우리가 자연의 원칙, 생명의 원칙에서 벗어났기 때문에 생긴 현대적 질환입니다. 생명체는 삶을 유지하기 위해서 아래와 같은 3가지 활동을 원활하게 수행해야 합니다.

- 영양분을 섭취하는 활동
- 신진대사를 하는 활동
- 노폐물을 제거하는 활동

생명의 원초적인 3가지 활동 가운데 하나라도 억제된다면 우리 몸은 고통을 겪게 됩니다. 우리는 지금까지 영양분을 섭취하고, 신진대사를 원활하도록 하는 데 집중해왔습니다.

그러나 지금은 세 번째 기능인 '노폐물 제거'에 집중해야 할 때입니다. 노폐물은 살아있다는 반증입니다. 살아있는 모든 존재들은 자연적인 신진대사의 결과로 독소를 발생시킵니다. 생활환경이나 음식물 섭취 형태에 따라 독소 유입량은 달라질 수 있지만, 모든 사람들은 일정량의 독소를 지니고 살아갑니다.

문제는 이들 독소가 인체의 제거 속도를 넘어서서 유입된다는 점입니다. 간이나 신장, 피부 등의 독소 제거 능력의 한계를 넘어서는 독소들이 발생하고 유입된다면 어떻

아토피 디톡스가 답이다

게 될까요?

그 결과물이 아토피입니다. 결론적으로 말하자면 아토피는 인체 내에 축적된 독소가 근본 원인이며, 가려움 등은 독소를 해독하기 위한 인체의 몸부림입니다.

중요한 것은 이러한 독소를 어떻게 해독할 것인가에 있습니다. 아무리 훌륭한 이론이라도 해결할 능력이 없으면 의미가 없습니다. 해결이 진리입니다.

사실 제게는 해결책이 먼저 다가왔습니다. 어떻게 그런 놀라운 일이 일어났는지, 아토피의 근본 원인이 무엇인지, 어떤 작용으로 아토피가 치유되는지에 대해서는 나중에 알아보게 되었습니다.

제게 다가온 아토피 해결책은 미네랄 이온수라는 특별한 물이었습니다. 피부 미용 콘텐츠를 기획하던 중 만나게 된 미네랄 이온수의 효과는 놀라웠습니다. 아토피로 평생을 고통받아 오던 사람들이 미네랄 이온수를 통해 치유되는 것을 확인한 것입니다.

"이 정도면 아토피의 뿌리를 뽑을 수 있겠다!"

미네랄 이온수는 이미 2005년부터 아토피 치유로션(ATOEND)으로 개발되어 약국을 통해 유통되고 있었습니다. 아토엔드는 일본 이즈모(出雲) 지역에서 나오는 이른바 출운석(出雲石)을 기반으로 했습니다. 이즈모는 신라에서 건너간 세력이 자리 잡은 곳으로 알려져 있는 곳입니다. 일본 『고사기(古事記)』에는 스사노오(素戔鳴) 신(神)이 동해를 건너 이즈모에 도착했고 여덟 마리 큰 뱀을 퇴치했다는 신화가 전하고 있는데, 스사노오 세력은 신라계로 볼 수 있습니다.

출운석은 신라계 영주 가문에서 비전으로 전해져 온 것이었습니다. 이 영주 가문은 '치유의 샘과 돌'을 비밀리에 전수해왔는데, 각종 질병을 치료하는 데 사용해왔다고 합니다. '치유의 샘과 돌'은 전투가 잦았던 전국시대에는 상처를 입은 병사의 환부를 치료하는 데, 평화 시에는 귀족 부인들의 피부 관리에 사용되었다고 합니다.

오랫동안 전해온 가문의 비전은 아토피 치유로션으로 재탄생했는데, 그것이 아토엔드입니다. 제품 개발을 주도한 카즈히로(前山和宏) 박사는 "가려움증을 없애는 천연 미네랄 이온수는 살균력을 지녔으며, 각종 미량 미네랄이 풍부하게 함유되어 있다. 이 물은 일본에서도 살아있는 물로 일컬어지며, 독소를 해독하는 디톡스 기능이 탁월한 것으로 밝혀지고 있다"고 말합니다. 기적의 미네랄로 불리는 게르마늄, 셀레늄 등의 이온화된 미네랄이 피부 깊숙이 침투하여 독소를 제거한다는 것입니다.

아토피 증상을 유발하는 독소들은 피하지방층에 자리

잡고 있는데, 수십 년이 지나도 분해되지 않습니다. 이들 독소들을 제거할 최상의 해결책은 피부보호막을 뚫고 들어가 독소를 분해할 수 있는 미네랄 이온입니다. 미네랄 이온의 아토피 치유 능력은 아토엔드 출시 후 10여 년 동안 충분히 입증되었습니다.

하지만 미네랄 이온수의 공급량이 한정된 탓에 아토엔드는 대량 생산이 불가능했습니다. 아토엔드는 2013년 미네랄 이온수의 공급 문제가 어느 정도 해결되면서 자미원(www.zamione.net)으로 새롭게 출발했습니다.

자미원의 천연 미네랄 이온수 디톡스를 통해 많은 아토피안들이 치유의 기회를 얻게 되었습니다. 이들의 임상 경험을 토대로 연구한 첫 번째 결실이 『아토피 완전정복』이었습니다.

한 가지 아쉬운 점은 책값이 비싸고, 내용이 조금 어렵다는 것이었습니다. 또한 미네랄 이온수와 마스크를 부록으로 첨부하다 보니 비용이 추가될 수밖에 없었습니다. 그럼에도 불구하고 책이 조금 어려웠다는 점에 대해서는 변명의 여지가 없습니다.

그래서 새로운 책을 집필하기로 마음을 먹었습니다. 『아토피 완전정복』이 출간된 후 더 많은 아토피안들이 고통에서 벗어날 수 있었습니다. 필자 역시 다양한 임상들을 통해 보다 효율적이고 시간을 단축시킬 수 있는 방법들을 알게 되었는데, 이같은 노하우들을 공유하고자 합니다.

필자가 실시하는 디톡스 요법은 몸 속 독소와 피부 독소 해독을 동시에 진행하는 방법입니다. 결코 어렵거나 경제적으로 부담되는 방법이 아닙니다. 지금까지 다양한 아토피안들에게 디톡스 요법을 실시했으며, 수많은 아토피안 중 디톡스 효과를 보지 못한 사람은 한 명도 없었습니다.

또한 『아토피 완전정복』을 집필할 때만 해도 알지 못했던 사실들, 이전 책에서 다루지 못해 아쉬웠던 부분들을 추가했습니다. 대표적인 것이 제왕절개나 백신이 아토피와 밀접한 관계를 맺고 있다는 등의 내용입니다. 많은 사례를 접하는 과정에서 알게 된 사실들입니다.

새로운 책을 내놓는 또 하나의 이유는 누구나 쉽게 이해할 수 있으며, 저렴한 비용으로 손쉽게 실천할 수 있는 디톡스 방법을 여러 아토피안들에게 알려주고 싶었기 때문입니다. 이론적인 부분에 대해 좀 더 알고 싶으신 분은 『아토피 완전정복』을 참고하시면 될 것입니다.

아무쪼록 이 책을 통해 좀 더 많은 분들이 아토피의 절망으로부터 희망을 찾을 수 있다면 그보다 더 큰 보람은 없을 것입니다.

아토피는
병이 아니다

병원에서는 아토피를 못 고친다

현대의 문둥병이라 불리는 아토피. 그만큼 고통스럽고 치료하기 어렵다는 것을 의미한다. 그렇다면 도대체 아토피 (atopy)란 무슨 질병일까? '아토피(atopy)'라는 용어는 그 이름에서부터 범상치 않은 의미를 갖고 있다. 1923년 미국의 의사 로버트 쿠크와 면역학자 아서 코카가 공동으로 논문을 발표하면서 '아토피'라는 이름을 처음 사용했는데, 그리스어로 '이상한', '알 수 없는'이란 뜻을 담고 있다고 알려져 왔다.[1]

현대의학이 아토피 치유에 힘겨워하는 이유도 이 질환이 일반적인 질환들의 성격과 다르기 때문이다. 어떻게 다를까? 요즘은 궁금한 것이 있으면 네이버에 묻는 것이 가장 빠르다. 네이버에 '아토피'라는 단어를 검색하니, 수없이 많은 정보들이 0.1초 만에 화면을 가득 채운다.

그 가운데 가장 신뢰할 만한 정보는 '의학정보'다. 정리해보면 다음과 같다.

아토피 피부염 [atopic dermatitis]

• 정의: 아토피 피부염은 주로 유아기 혹은 소아기에 시작되는 만성적이고 재발성의 염증성 피부질환으로 소양증(가려움증)

과 피부건조증, 특징적인 습진을 동반한다.

• 원인: 아토피 피부염의 발병 원인은 아직 확실하게 알려져 있지
않은 상태이다. 발병 원인은 환경적인 요인과 유전적인 소인,
면역학적 반응 및 피부보호막의 이상 등으로 여겨지고 있다.

아토피에 대한 개념 정의에서부터 원인, 치료법까지 그
어느 것도 명쾌한 것이 없다는 것을 확인할 수 있다.

자료에서 보듯이 의학계에서는 환경적인 요인과 유전
적인 이유, 면역학적 반응 및 피부 보호막의 이상 등이 아
토피를 유발하는 것으로 보고 있다. 환경적인 요인은 말 그
대로 환경이 오염되면서 인체가 그 영향을 받아 아토피 질
환이 생겼다고 보는 것이다.[2]

하지만 이렇게 보아서는 문제를 해결하기 어려워진다.
쉽게 말하자면 우리를 둘러싸고 있는 모든 것이 아토피의
원인이라고 지목하는 것과 같다. 현재 아토피를 치료하기
어려운 이유가 여기에 있는지도 모른다.

아토피 피부염의 발병 원인이 명확하지 않으니, 뚜렷한
치료법도 없는 실정이다.[3] 병원에서는 20%만 치료해도
성공적이라는 말이 있다. 때문에 아토피안(아토피를 가진 사
람)의 병원 치료 만족도는 높지 않다. 오히려 아토피로 오랫
동안 고생해 본 사람이면 병원 치료를 신뢰하지 않는 경향

이 있다.

왜 그럴까? 아토피는 왜 치료가 어려울까? 그것은 치유의 첫 출발점인 원인을 잘못 파악했기 때문이다. 원인을 정확하게 짚어내지 못했기 때문에 치료법도 엉뚱한 곳에서 헤매고 있는 것이다. 병원에서는 온갖 종류의 원인을 나열하고, 엉뚱한 치료에 매달리다 보니 환자는 고통 속에서 벗어나지 못하고 있다. 의학이 지속적으로 발전하고 있는가에 대해 의구심이 드는 것은 필자만의 생각이 아닌 것 같다.[4]

최근 많이 사용하고 있는 '피부면역조절제'도 마찬가지다. 현대 의학은 아토피나 알레르기에 대해 '면역 기능 이상으로 발생한 질환'이라고 보고 있다. 우리 몸은 외부에서 이물질이 침입하면 자신을 보호하기 위해서 이물질을 제거하고 신체를 보호하기 위한 반응을 보이는데, 이것을 면역 반응이라고 한다.

삼성서울병원 아토피 환경보건센터에 따르면 "아토피는 외부로부터 신체 내로 들어오는 이물질에 대하여 비정상적으로 면역글로불린E(항체, IgE)를 생성하는 성향을 의미한다"고 밝히고 있다.[5]

하지만 인체는 그렇게 단순하지 않다. 인체에는 기생충, 세균 등이 침투하지만 그것들에 대해 모두 면역 반응을 보이는 것은 아니다. 우리 몸은 세균이라도 내 몸에 잘 맞으면 공존을, 아니면 퇴치하도록 진화해 왔다. 하지만 그것을 모두 처리할 수 없는 경우에는 만성 감염증으로 나타나게 된다. 아토피의 경우는 '면역 기능 이상으로 발생한 질환이 아니라, 면역 기능을 교란시키는 독소 때문에 발생한 질환'으로 보는 것이 현명하다. 때문에 아토피를 치유하기 위해서는 면역 기능을 교란시킨 독소를 제거해야 한다. 면역 기능을 둔감하게 만드는 치료는 증세는 잠시 완화시킬지 모르지만, 병의 뿌리는 더욱 깊게 만드는 원인이 될 수 있다.

면역조절제의 안전성도 의심해 볼 만하다. 화학적으로 만들어진 면역조절제가 부작용을 일으키지 않으리라는 믿음은 헛된 것이다. 의료계 내에서도 면역조절제가 탈모, 간염, 피부발진 등을 일으킬 수 있다는 우려의 목소리가 나오고 있다.

인체의 면역 기능을 조절하겠다는 말은 근본 원인을 치유하겠다는 의지가 없다는 말이다. 결국 병원에서는 가려움증 등 증상을 완화시키고, 아토피의 진행을 조절하는 데 그치고 있다.[6] 병원에서 치료받은 뒤 좋아지는 경우도 있겠지만, 그것은 병원 약으로 치료된 것이 아니라 인체 스스로 치료한 것이다. 병원 치료는 병의 근본 원인을 제거하는 것이 아니라 증상을 완화하는 데 그치기 때문이다. 병원 치료는 독소 제거에 대한 개념이 없으며, 독소 제거 방법도 알지 못한다. 오로지 증상에 집중하며, 증상이 없으면 병도 없다고 본다. 병원에서 아토피를 치료할 수 없는 것은 어쩌면 당연한 일일지도 모른다.

성인 아토피가 늘어나는 이유

아토피 피부염은 흔히 아이들이 앓는 질환으로 여겨져 왔다.7) 나이 드신 분들은 어렸을 때 흔히 나타나는 태열이라고 말하곤 한다. 얼굴에 울긋불긋한 뾰루지가 나고 두피에 하얀 각질이 생겼다 저절로 사라지는 증상이 아토피와 매우 유사하기 때문이다. 1990년대 외국의 교과서에서도 "아기가 땅을 밟고 말문이 터지면 태열이 좋아진다는 옛말이 있다. 2~3세가 되면 사라질 가능성이 매우 높은 질환이다"라고 소개하고 있다.

하지만 아토피는 태아 시기에 잠시 나타났다가 사라지는 태열과는 다르다. "제발 아토피는 아니었으면" 하는 기대를 가졌다가 뒤늦게 아토피 진단을 받게 되면 절망감에 빠지게 된다. 아토피로 인한 또 다른 고통은 아동에서 시작된 아토피가 성인이 되어서도 끝나지 않는다는 점이다.

뿐만 아니라 아토피는 시간이 갈수록 환자 수가 증가하고 있다. 1980년을 기점으로 아토피 피부염 환자 수는 크게 증가했다. 국내의 한 논문에 의하면 1995년 15세 이하 어린이 아토피 피부염 유병률은 약 10%로 나타났는데, 2000년에는 15%로 증가하는 추세를 보이고 있다.[8]

최근의 아토피는 연령을 가리지 않는다는 특성이 있다. 나이의 많고 적음에 관계없이 아토피 증상이 나타나고 있다. 어렸을 때는 전혀 증상이 없다가 사춘기가 지나면서 갑작스럽게 아토피가 발생하는 경우도 있고, 20~30대를 훌쩍 넘긴 성인, 혹은 노인층에서도 심한 아토피 증상을 호소하는 경우가 있다.

성인 아토피는 피부의 건조 정도와 가려움증이 더욱 심하다. 팔이나 다리의 접히는 부위는 물론 이마, 목, 눈 주위에 두꺼운 습진이 생기기도 한다. 타인의 시선에 예민해지기 때문에 대인 관계에 지장을 주고 우울증으로 자살 충동을 느끼는 환자도 많다.

성인 아토피는 유아 아토피보다 치료가 더욱 어렵다. 병원에서는 '성인은 생활환경과 패턴이 복잡해 아토피의 다양한 발병 요인을 모두 찾아 제거하는 것이 불가능하기 때문'에 치료가 어렵다고 본다. 필자의 생각은 의사들의 전문

적이고 복잡한 견해와는 다르다. 필자는 성인 아토피 역시 인체 내에 축적된 독소가 원인이고, 오랜 세월 동안 축적된 결과이기 때문에 치료가 쉽지 않다고 본다.

물론 성인 아토피도 디톡스만 잘 해 줄 경우 그다지 어려운 질환은 아니다. 지난 7월 사무실로 다급한 전화가 걸려왔다. 온 몸이 너무 가려워서 죽을 것만 같다는 85세 할머니의 호소였다.

"가려워서 죽을 지경이에요. 제발 살려주세요."

가려워 죽겠다는 말씀만 하시는 할머니와의 대화가 어려워 자녀들이 있다면 바꿔달라고 했다. 할머니는 자녀들을 출가시킨 후 홀로 사신다고 했다. 난감했다. 대화도 어렵고, 지방이라 구체적으로 해드릴 방법이 없었다.

"무슨 음식을 드셨어요?"

"최근 병원에서 주는 약이나 주사 맞은 것은 없어요?"

"이전에도 이렇게 가려운 적이 있었어요?"

갖가지 질문들을 했다. 할머니는 나름대로 건강관리를 해왔기 때문에 자신에게 그런 일이 생겼다는 것을 이해할 수 없다고 했다.

일단 급한 대로 관장을 해서 장을 깨끗하게 청소해 주라고 했다. 다음날 자미원 겔을 보내 줄테니 발라 주라고 했다.

아토피 디톡스가 답이다

자미원 겔은 하루 두 번만 바르라고 했지만 할머니는 수시로 발랐다고 한다. 사흘 정도 지나자 죽을 것 같이 가려웠던 증상은 없어졌다고 한다. 하지만 붉은 발진은 여전했다. 다시 일주일 정도 지나자 발진도 없어졌다고 했다.

머칠이 지나자 할머니에게서 다시 전화가 왔다. 다 나았나 했더니 이번엔 다른 부위에서 가려움이 시작되었다는 것이다. 다시 자미원 겔을 발라 주라고 했다. 그리고 관장은 하셨는지도 물었다. 할머니는 상태가 좋아져서 관장하는 것을 잊고 있었다고 했다.

"과거에 관장을 해봤을 때는 몰랐는데, 관장이 이렇게 좋은지는 처음 알았어요. 관장을 하고 사흘이 지나지 않아 가려움도 완전히 없어지고, 붉은 발진도 없어졌어요. 이제 살 것만 같아요."

장은 인체의 면역력을 결정하는 중요한 장기이다. 장에 독소가 가득 차 있다면 면역력이 떨어질 것은 불을 보듯 뻔하다. 관장은 손쉽게 할 수 있으며, 가장 강력한 디톡스 방법이다.

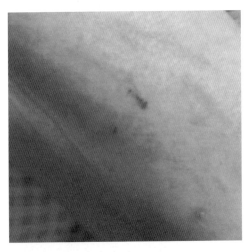

((•)) 가려움증이 있었을 때 촬영한 허벅지 사진(위)
2주 만에 좋아진 허벅지의 상태(아래)

아토피는 독소가 원인이다

인체의 자정 능력을 뛰어넘는 유해 물질이 유입되면 어떻게 될까? 음식물을 통해 들어온 식품 첨가물, 화학물질, 농약, 그리고 각종 오염물질 등은 그 양이 인체가 해독할 수 있는 한계선을 넘어서게 되면 질환으로 나타나게 된다.

각종 인공 첨가물로 뒤범벅이 된 음식물과, 호흡기와 피부로 끊임없이 유입되는 유해 화학물질에 맞서 인체는 고군분투한다. 인체는 배설을 통해 많은 독소들을 배출하며, 피부와 점막을 통해서도 제거한다.

대학 시절 최루탄을 체험했거나 군대에서 화생방 훈련 경험이 있다면 인체의 배출 능력에 대해 쉽게 이해할 수 있을 것이다. 인체는 엄청난 유해 물질에 대항하기 위해 동원할 수 있는 모든 점액질을 토해낸다. 눈물과 콧물을 통해 인체 유입을 막고, 기침을 통해 호흡기를 보호하려 안간힘을 쓴다. 그것은 인체가 독성으로 인한 손상에서 스스로를 보호하기 위해 노력하고 있는 중이기 때문이다.

이럴 때 콧물과 눈물, 기침을 질환으로 보지는 않는다. 만약 이를 멈추게 되면 인체는 심각한 손상을 입게 된다. 문제는 현재의 병원 치료가 이와 비슷하다는 점이다. 인체에 드러나는 증상을 멈추는 것이 현대적 치료 개념이다. 열이 나면 열을 내리고, 기침을 하면 기침을 멈추게 한다. 물론 타당한 치료 방법일 수도 있겠으나 인체의 자연 치유 시스템과 맞지 않을 수도 있다는 것을 염두에 둘 필요가 있다.

인체는 위대한 치유 능력을 가져왔지만, 독성 물질을 처리하고 제거하는 데는 많은 한계가 있는 것도 사실이다. 인체는 수백 만년 동안 진화를 거듭해 오면서 수많은 외부 물질에 대응하고, 적응해왔다. 현재의 면역 시스템도 진화의 산물인 셈이다. 문제는 불과 반세기 만에 전혀 새로운 형태의 유해 물질과 맞서야 하는 상황에 직면했다는 것이다. 지금까지 자연계에서 볼 수 없었던 물질에 대해 인체는 효과적인 대응책을 찾지 못하고 있다.

지난 2002년 전국에 '자연식 밥상' 신드롬을 일으켰던 SBS 다큐멘터리 3부작『잘 먹고 잘사는 법』을 만든 박정훈 PD는 아토피 피부염이 '먹을거리'에 그 원인이 있다는 가정을 갖고 중증 아토피 환자들을 대상으로 음식물을 변화시키는 실험을 감행, 주목할 만한 성과를 찾아냈다.

그는 일본의 소아과 의사 미야케 다케시를 비롯하여 아토피 네트워크 '아토피 아이 지구의 아이' 관계자의 조언 등을 바탕으로 각종 서적 등을 종합해 볼 때 아토피의 주요 원인이 '음식물'에 있음을 확신했다. 최근 들어 과거에 우리가 먹던 음식과 매우 다른 음식을 갑자기 먹기 시작했다는 것에 의심을 둔 것이다.

아토피 전문가도 아닌 그가 비과학적으로 보일만큼 무모하게 식생활 개선을 밀어붙였던 이유는 한 가지였다고 한다. 과거에는 없었던 질병을 요즘 아이들이 앓는 것은 공기, 주거환경 탓도 있겠지만 근본적으로는 매일 입으로 들어가는 음식이 달라졌기 때문이라고 생각한 것이다.

박정훈 PD는 "기존의 의학이 제시하는 처방인 '특정 음식을 못 먹게 하고 약을 투여하여 피부의 증상을 완화시키는 치료법'보다는 몸안의 나쁜 물질이 잘 배출되도록 적극적으로 도와주고, 가능하면 그런 음식들을 근본적으로 멀리하는 것이 현명하다는 판단을 하게 된 것이다. 그래야만 그들이 몸을 회복한 뒤에도 정상적인 생활을 할 수 있기 때문"이라고 밝힌 바 있다.

	채식	육식	어패류	가공식품	안 가림
정상군	28.9	10	2.7	0.7	57.7
아토피군	23.4	22.5	1.8	3.7	48.6

((•)) 산모의 식습관에 따른 어린이의 아토피 유병률

아동의 생활 습관과 아토피 피부염의 발생 특성에 대한 연구 결과(2013년)에서도 아동의 출산 환경, 식생활 양식 등이 원인임이 드러났다. 육식과 가공식품을 많이 먹은 산모

가 채식을 주로하고 어패류 등을 선호한 산모에 비해 아토피를 앓는 아동을 출산할 확률이 높은 것으로 조사되었다. 특히 육식과 가공식품을 많이 먹은 산모에게서 태어난 아동이 그렇지 않은 산모에게서 태어난 아동에 비해 아토피 유발률에 있어 2~3배 이상 차이가 있다는 점은 주목할 필요가 있다.

이 같은 연구 결과들이 쏟아져 나오면서 최근에는 오염된 환경이 아토피의 원인이라는 주장이 힘을 얻고 있다. 곰

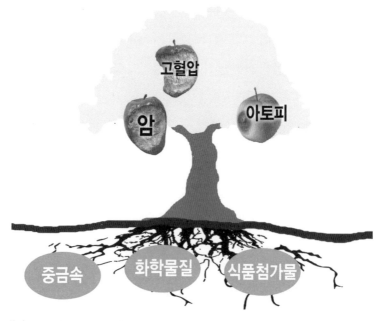

((•)) 아토피의 근본적인 원인은 유해 화학물질에 있다.

곰이 생각해 보면 아토피 피부염이 급증한 시기가 환경오염과 같이하는 것을 짐작해 볼 수 있다.

나무는 뿌리를 보면 건강 상태를 알 수 있다. 아무리 튼실한 나무라도 뿌리가 흔들리면 죽을 수밖에 없다. 뿌리는 생명을 공급하는 근원이다. 그런데 나무가 성장할 수 있도록 영양분을 공급해 주는 토양이 오염되었다면, 뿌리도 썩을 수밖에 없다. 잎이 시든다고 잎에만 물을 주는 사람은 없다. 그 근원이 되는 뿌리와 토양을 살펴야 나무를 건강하게 성장시킬 수 있다.

아토피의 증상에만 집중해서는 적절한 대응책을 찾을 수 없다. 아토피를 해결하기 위해서는 그 주요 원인에 대해 좀 더 명확하고, 구체적으로 적시할 필요가 있다. 지금까지의 다양한 전문가들의 연구 결과로 볼 때 아토피의 원인은 '독성 화학물질'에 있는 것으로 모아지고 있다. 아토피의 원인이 독성 화학물질이라면, 해결책은 의외로 간단하다. 새로운 독소 유입은 막고, 체내의 독소는 해독하면 된다.

화학물질과 함께하는 우리의 일상

한국에서 아토피 피부염이 사회적 문제로 대두된 것은 1980년대 초이다. 대기오염과 수질오염, 밀폐된 주거 형태인 아파트 보급이 크게 늘어남으로써 야기된 실내 환경의 변화, 패스트푸드나 식품 첨가물로 가공된 식품 등과 아토피 피부염의 발생 시기가 일치한다.

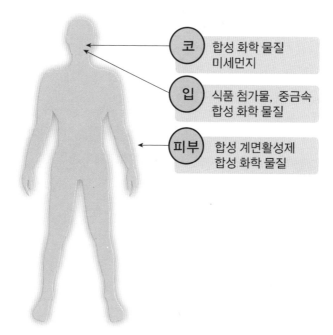

코 합성 화학 물질
미세먼지

입 식품 첨가물, 중금속
합성 화학 물질

피부 합성 계면활성제
합성 화학 물질

((•)) 아토피 피부염 등의 주원인이 되는 독소가 인체로 유입되는 경로는 입, 코, 피부 3곳이다.

현대인의 일상을 보면 우리가 얼마나 많은 화학물질 속에서 살아가는지 알 수 있다. 아침에 일어나자마자 수십 종의 화학물질이 듬뿍 든 샴푸통을 쥐어짜 머리를 감고 폼클렌징으로 세수를 하면서 합성 계면활성제, 합성 향료를 경험하게 된다.

식탁에 앉으면 식품첨가물들이 우리의 몸속으로 들어온다. 일상적으로 마시는 인스턴트 커피, 커피를 담는 일회용 컵 안의 코팅제 등 수십 종의 화학물질이 우리도 모르는 사이에 몸으로 들어오고 있다. 우리에게 편리함과 경제성이라는 빛을 선물한 화학물질은 '독성'이라는 그림자도 함께 가지고 온 것이다.

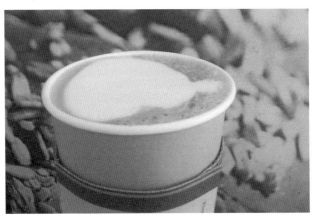

((•)) 커피를 담는 일회용 컵 안에는 코팅제 등 수십 종의 화학물질이 도사리고 있다.

과학계에서는 오늘날 인체를 오염시키는 독성 화학물질이 최소 700종이라고 추정한다. 지구상에 살아가는 이상 모두가 최소한 이 정도의 화학물질에 오염된 것이다. 미국 환경보호청이 인체의 지방조직을 검사한 결과 우리 몸속에는 폴리염화비페닐·스티렌·다이클로로벤젠·크실렌·다이옥신 등이 존재하는데, 이들 화학물질들은 암을 비롯한 질병을 일으킬 수 있다.[9]

생활 속에서 알게 모르게 누적되는 이러한 독성 물질은 각종 피부 질환을 유발한다. 최근 여러 연구를 통해 각종 중금속과 화학물질들이 환경 호르몬을 배출해 암을 비롯해 건선, 접촉성 피부염, 아토피 피부염 등의 불치 질환들의 원인이 된다는 것이 밝혀지고 있다.

50대 후반의 이강원(개인의 프라이버시 보호를 위해 모두 가명으로 표기했습니다) 씨는 오랫동안 건선으로 고통받아 왔다고 한다. 건선은 만성피부질환으로 한번 걸리면 평생 안고 살아가야 하는 질환으로 알려져 있다. 처음에는 증상이 심하지 않아서 대수롭지 않게 생각했지만, 시간이 갈수록 심해지고, 너무 가려워서 피가 날 정도로 긁어대곤 한 적도 많다고 한다.

병원 약을 바르면 처음 며칠 동안은 효과가 있는 듯 하다가도 효과는 오래가지 않았다. 스테로이드가 나쁘다는 말은 많이 들었던 터라 의사에게 확인해 보면, '문제없을 정도만 처방했다'고 했다. 하지만 시간이 지나면서 상태는 점점 더 심해졌다.

이강원 씨는 필자가 제안한 자미원 피부 디톡스를 통해 2주 만에 건선을 극복했다. 김주한 씨는 또 다른 문제에 부딪쳤다. 플라스틱 슬리퍼를 신은 후 접촉성 피부염이라는 진단을 받았다. 혹시나 하는 생각에 건선을 치료했던 자미원 겔을 발랐다. 자미원 겔은 접촉성 피부염에 즉시 효과를 보였다고 한다. 바르는 즉시 상쾌함을 느꼈고, 가려움이 없어졌다. 벌겋게 부어올랐던 피부도 본래의 상태로 돌아왔다.

접촉성 피부염은 화학물질의 독성에 견디지 못한 피부의 저항이라고도 할 수 있다. 나일론 소재로 된 바지를 즐겨 입었던 박기원 씨도 다리 부위에 생긴 접촉성 피부염으로 고통을 받았다. 그 역시 올인원 겔로 2주 만에 간단히 회복되었다.

접촉성 피부염이나 건선은 남들에게 말하기 곤란한 부위에서 자주 발생한다. 김주원 씨는 사타구니에 건선이 생겨 곤란을 겪어야 했다. 면역력 부족인가 싶어 면역력에 좋다는 건강식을 먹으면서, 피부과에서 처방받은 전문 의약품 제마○○을 사용했다고 한다. 병원약이 그렇듯이 바르고 좀 낫는 것 같지만 시간이 갈수록 악화되었다. 건선 부

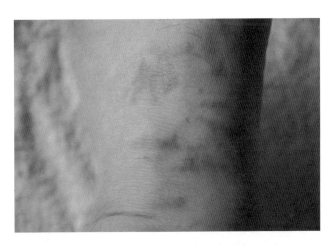

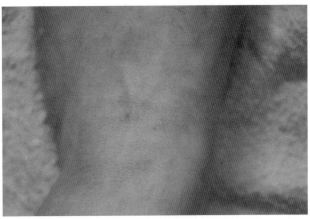

위는 점점 세력을 확장해 나가 가려움 때문에 잠을 못 이룰 정도로 김 씨를 괴롭혔다.

그는 부인의 권유에 마지못해 자미원 올인원 겔을 사용했다. 속으로 '병원의 전문 의약품을 발라도 이 모양인데 그거 바른다고 소용이 있겠냐'고 생각했지만, 아내의 권유를 무시할 수는 없었다. 제마○○을 줄이면서 자미원 순수 비누와 올인원 겔을 사용했고, 3일 후 부터는 자미원만 사용했다. 본격적으로 자미원 비누와 겔을 바르기 시작하면서 1주일도 안 되어 가려움증이 없어졌다. 김 씨는 사타구니라 사진을 남기지 못한 것이 아쉽다고 했다.

이들을 괴롭혔던 건선, 접촉성 피부염의 원인 역시 화학물질이다. 피부로 침투한 독소가 혈액 속으로 유입되면서 T-보조세포를 자극했기 때문에 일어난 질환이다. 화학물질로 만들어진 슬러퍼와 의류가 피부와 접촉하면서 그 독소가 피부에 영향을 준 것이다. 아토피와 증세가 다르게 나타났을 뿐이지 원인은 동일한 병들이다. 건선이나 접촉성 피부염의 경우 피부 깊숙이 자리 잡은 것이 아니기 때문에 피부 디톡스 효과가 즉시 나타났을 뿐이다. 병의 원인이 독소라면 독소를 제거하면 된다. 증상은 독소가 일으키는 현상일 뿐이다. 증상만 잡겠다고 매달리면 증상도 못 잡고, 독소는 더욱 강해질 뿐이다.

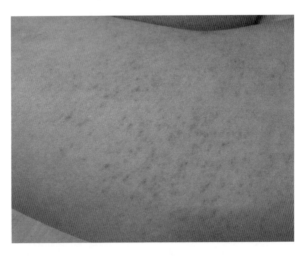

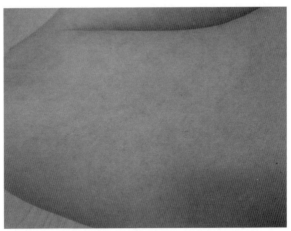

((•)) 허벅지 부위에 나타난 건선(위)
자미원 디톡스를 통해 2주 만에 사라진 건선(아래)

스테로이드가 악성 아토피의 주범이다

스테로이드만큼 화려한 조명 아래 탄생한 물질도 흔치 않을 것이다. 1920년대 '물질 X'라는 이름으로 스테로이드가 등장했을 때 사람들은 기적의 물질이 등장했다고 믿었다. 발견자인 에드워드 켄달(Edward C. Kendall) 등 3명은 1950년에 노벨 의학생리학상까지 받았다.

스테로이드는 본래 우리 체내에서 만들어지는 부신피질 호르몬인데, 몸의 상태를 조절하는 역할을 한다. 인체 내에서는 콜레스테롤을 원료로 하여 만들어낸다. 우리가 이용하는 것은 합성 스테로이드인데, 이것 역시 콜레스테롤을 합성하여 만든다.[10]

스테로이드는 피부질환뿐 아니라 관절, 염증 질환에도 쓰이고 있다. 피부에 염증이 생겼을 때 스테로이드를 바르면 하루 만에 누그러든다. 아토피, 천식, 류머티즘, 만성 통증과 식욕 부진, 백혈병, 장기이식 후의 면역 억제 등 의료 현장에서 스테로이드제는 없어서는 안 될 약품이다.

하지만 스테로이드는 치료제가 아니다. 우리 몸에 원래 갖추어져 있는 기능을 이용해 병의 증상을 억제하는 대증요법제라 할 수 있다. 병의 근원을 해결하는 것이 아니라 증상만 잠시 누그러뜨리는 것이다. 또한 지속적으로 사용하면 심각한 부작용과 의존성을 초래할 위험이 있다. 2~3주 동안만 사용해도 의존성이 나타난다고 할 정도로 강력하다.

심각한 문제는 스테로이드의 부작용에 있다. 스테로이드를 바르면 가려움증이 가라앉고 일시적으로 피부가 깨끗해진다. 아토피가 치유된 것이 아니라 혈관이 수축하면서 증상만 멈추었을 뿐이다. 약효가 떨어질 즈음이면 다시 병증이 나타날 수밖에 없다.

몸속에 흡수된 스테로이드는 일부 소변으로 배출되지만, 일부는 체내에 축적된다. 체내에 축적된 스테로이드는 산소와 결합하여 산화콜레스테롤로 변화되고, 이 산화콜레스테롤이 주변 조직을 산화시켜 새로운 염증을 유발한다.

초기의 아토피는 식습관을 바꾸고, 장청소만 잘해줘도 비교적 짧은 시간에 뿌리 뽑을 수 있다. 하지만 스테로이드에 의존하는 순간 중증 아토피로 진행되는 것은 시간 문제다. 스테로이드 독성은 일반적인 디톡스 방법으로는 많은 시간이 걸린다. 자미원 피부 디톡스를 통해서도 만만치 않은 반등기를 극복해야 한다.

스테로이드 사용을 중단하게 되면 인체는 극심한 고통을 받게 된다. 인체 내에서 생성되던 스테로이드를 외부에

서 발라줬기 때문에, 스테로이드를 생성하는 부신의 능력
이 떨어져 스테로이드 고갈 상태가 일어나는 것이다. 스테
로이드에 의해 억눌러져 있던 독소는 마치 용수철처럼 튕
기듯이 솟구치게 된다. 물집은 과거에 비해 더 크게 생기
고, 수포가 터지면서 진물이 나온다. 심할 경우 고름이나
피까지 나올 수 있다. 물론 아토피는 이 같은 해독 과정을
거쳐야 치유된다.(45쪽 참조)

　이와 같은 스테로이드의 심각한 부작용에도 불구하고
어느 누구도 책임지지 않는다. 중증 아토피안들은 과거 엄
청난 스테로이드 처방을 받았다고 한다. 요즘은 일부 의사
들이 스테로이드의 위험성에 대해 인정하지만 불과 10년
전만 해도 그렇지 않았다. 의사들은 만병통치약처럼 스테
로이드를 처방했다. 먹는 약, 피부에 바르는 연고는 물론,
심할 경우 주사기로 혈관 속에 직접 집어넣기도 했다.

　스테로이드는 심각한 부작용을 일으켰고, 이 같은 경험
은 아토피안에게는 공포가 되었다. 스테로이드는 반드시
피해야 할 약물이 되었다.

　얼마 전 9개월 된 아이의 어머니를 통해 경악할만한 말
을 들었다. 5개월부터 피부과에서 스테로이드 연고를 처방
받아 사용해 오고 있다는 것이었다.

　왜 이런 일이 생겼을까? 병원에서 스테로이드의 부작용

을 몰랐을까? 물론 아닐 것이다. 일본에 '매치펌프'라는 말이 있다. 매치(match, 성냥)로 불을 붙이고, 펌프(pump)로 불을 끈다는 의미다. 즉 문제를 일으키고, 문제가 커지면 수습하는 척하면서 이득을 취하는 행위를 말한다. 병원에서 하고 있는 이러한 아토피 치료 행위가 공교롭게도 매치펌프와 비슷하다.

그들이 만든 가이드라인만 지킨다면 의사는 절대 처벌받지 않는다. 최악의 부작용에도 불구하고, 아토피 치료 가이드라인에는 스테로이드의 부작용에 대한 언급이 없다. 아무리 많이 처방해도 의사는 처벌받지 않는다는 말이다.

2010년 3월 일본 피부과 의사 7명이 '가이드라인에 재발 가능성과 중독성을 기재하라'는 내용의 진정서를 일본피부과학회에 제출했다. 스테로이드의 극심한 부작용을 겪는 환자들의 참상에 참다 못한 의사들이 반기를 든 것이다. 약물에 의존하는 의사의 현대 의료권 이탈 현상은 국내에서도 나타나고 있다. 의정부 우뚝이의원 신우섭 원장, 경주 자연치유아카데미 조병식 원장 등이 그들이다. 신우섭 원장은 자녀의 아토피조차 치유하지 못하는 현대 의학의 한계를 절감하고 자연치유에서 해법을 찾았다.

의사 아빠와 한의사 엄마 사이에서 태어난 한솔이도 의학의 한계를 잘 보여 준 사례였다. 한솔이 할머니는 "너희

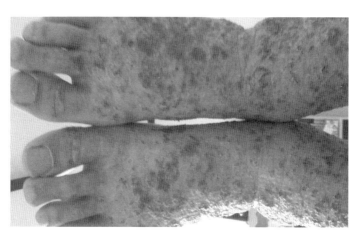

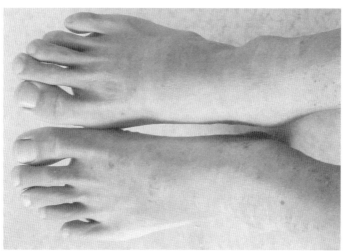

(◦) 스테로이드의 파괴력을 잘 보여주는 모습(위)
자미원 디톡스를 실행한 지 6개월 후(아래)

제1장 아토피는 병이 아니다

둘은 의사인데 자기 자식 아토피도 못 고치냐"며 분통을 터
뜨렸다고 한다. 다행히 한솔이 부모는 스테로이드를 사용
하지 않았고, 한솔이의 아토피는 피부 디톡스를 통해 한 달
만에 사라졌다. 의사들이 자기 가족들에게 스테로이드를
사용하지 않는다는 것을 새삼 알게 해준 사례였다.

　5살짜리 진주의 경우, 병원에서조차 포기할 정도로 심
한 아토피로 고통을 겪었다. 진주 엄마는 아토피 초기에 스
테로이드 연고를 사용했다고 한다. 병원에서 준 연고를 바
르면 그토록 고통스러웠던 가려움증은 언제 그랬냐는 듯
이 사라졌다. 엄마는 아토피가 나은 줄로만 알았다고 한다.
그런데 며칠 뒤 아토피는 다시 올라왔다. 다시 스테로이드
연고를 발라 줬다. 바르면 들어가고, 시간이 지나면 다시
나오기를 되풀이했다.

　달라진 것이 있다면 시간과 증세였다. 처음 발랐을 때는
10일 동안 좋은 상태가 유지되었는데, 그 시간은 점차 7일,
3일, 1일로 줄어들었다. 시간이 줄어드는 만큼 상태는 더욱
악화되었다. 밤새 가려움에 시달려 고통스러워하는 아이
를 볼 때마다 엄마의 가슴도 찢어지게 아팠다고 한다. 아토
피가 악화된 원인이 스테로이드 독성이라는 것을 뒤에 알
았지만, 끊을 수가 없었다. 이를 악물고 끊으려 했지만 울
부짖는 아이를 볼 때마다 연고를 발라 줄 수밖에 없었다고

한다.

"스테로이드가 위험하다는 것은 알았지만 끊을 수가 없었어요. 이렇게 살 바에는 차라리 실컷 발라 주고 나중에 도저히 안 될 때는 자살해 버리자는 생각까지 했어요."

『아토피 완전정복』을 보고 필자를 찾아온 진주 엄마는 당시의 심정을 이렇게 털어놨다.

일본 국립나고야병원 피부과 의사 후카다니 모토쓰기는 『스테로이드 의존 – 스테로이드를 중단하려는 아토피성 피부염 환자를 위하여』라는 책에서 다음과 같이 말하고 있다.

"아토피성 피부염에 관하여 피부과 의사는 벌거벗은 임금님이 되어버렸다. 많은 환자들은 이제 더는 피부과 의사를 찾지 않는다. 그리고 환자들은 고독하고 불안한 이탈을 결단한다."

피부과 의사들도 아토피 환자들을 구하려고 노력하고 있지만 스테로이드에 대한 미련을 버리지 못하는 이상 모든 노력은 허사가 될 것이다. 아토피를 극복하기 위해서는 스테로이드에 의존하기보다는 체내에 유입된 독소를 어떻게 배출하고, 새로운 독소 유입을 어떻게 막을 것인가에 대해 고민하고 실천하는 것이 현명할 것이다.

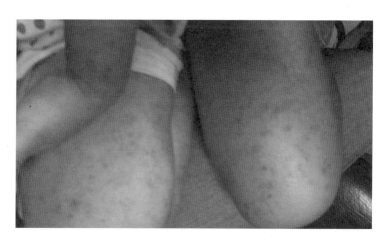

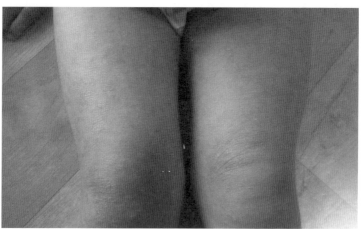

((•)) 5세 여자 어린이 자미원 사용 전(위)
5세 여자 어린이 자미원 사용 한 달 후(아래)

리바운드 현상을 두려워하지 말라

병원에서 처방하는 약을 끊고 자연치유법을 시행할 때 흔히 부딪치게 되는 것이 리바운드 현상이다. 어느 정도 좋아진다고 생각했는데, 어느 순간 다시 상태가 악화되는 것이다. 이럴 때면 새로운 치료법에 가졌던 희망도 무너지기 일쑤다. 하지만 리바운드 현상에 대해 생각을 달리할 필요가 있다. 상황이 악화된 것이 아니라 나아지는 과정이라고 말이다. 디톡스가 시작되면 몸속의 독소가 지속적으로 배출된다. 독소는 주로 진물이나 고름 같은 형태로 배출된다.

이 진물이 바로 림프액이다. 림프는 크게 두 가지 역할을 하고 있는데, 가장 중요한 것은 우리 몸의 노폐물을 청소하는 역할이다. 독소가 침투하면 면역 세포인 림프구는 독소와 싸우게 되는데, 이때 나오는 진물은 림프액이 독소를 끌어안고 나온 것이라 보면 된다.

MBN 《엄지의제왕》에서도 림프액의 독소 해독 작용에 대해 다룬 적이 있다. 방송에 따르면 림프는 몸속의 독소를 배출하고 영양분을 나르는 역할을 한다. 영상을 보면 상처가 생겨서 진물이 나오는데, 그 진물이 림프액이라고 쉽게 설명해 주고 있다. 세포에서 배출된 독소와 노폐물을 배출하고, 상처를 아물게 도와주는 것이 바로 림프라 할 수 있다.

스테로이드나 면역억제제를 끊고 피부 디톡스를 시행하면, 진물이나 고름을 통해 몸속의 큰 독소들이 배출된다. 이때가 바로 독소 배출이 최대한 많이 이루어지는 시기이다. 이 기간을 잘 넘기면 호전기로 접어든다.

입으로
들어오는
아토피 유발
독소

냉장고가 아토피를 부른다

미국 1960년대 말, 덴마크 1970년대 초, 일본과 영국 1970
년 중반, 한국 1980년대 초, 중국 2000년대 초반.

아토피 피부염이 본격적으로 등장한 시기다. 덴마크의
경우 1960년생들은 3%, 1970년생들은 약 12%의 유병률을
보였다. 10년 동안 환자가 4배로 급격하게 증가한 것이다.
중국의 경우 2002년에 2.78%, 2012년에는 8.3%로 짧은 기
간에 4배 가까운 증가율을 보인다.

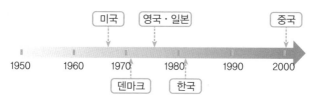

((•)) 국가별 아토피 발병 시기

이것이 무엇을 의미할까? 사실 필자가 어렸을 때만 해
도 아토피라는 말은 들어보지 못했다. 아토피의 원인이 집
먼지 진드기나 음식에 대한 알레르기 반응에 있다는 의사
들의 주장에는 선뜻 동의할 수 없었다. 집먼지 진드기는 과
거에 훨씬 많았는데, 왜 새삼스럽게 아토피의 원흉으로 지
목되는 것인가?

집먼지 진드기가 아토피의 원인이라는 보도가 처음 등장했을 때 국민들은 드디어 아토피의 진범을 잡았다고 기뻐했다. 흉측하게 생긴 괴물 같은 놈이 이불 속에서 우리 아이의 피부조각을 먹고 산다고 생각하니 끔찍할 수밖에 없었다. 집먼지 진드기를 잡는 진공청소기가 등장하고, 침대나 침구를 스팀 소독하는 업체들도 호황을 누렸다. 지금도 집먼지 진드기가 드나들 수 없을 정도로 촘촘한 침구가 고가로 판매되고 있다.

그러나 아무리 소독하고, 침구를 바꿔도 아토피는 전혀 줄어들지 않았다. 아토피의 진범이 아니었던 것이다. 집먼지 진드기는 선사시대부터 인류와 함께 해왔다. 수십 만 년 동안 잠복해 있다가 현대에 들어와 궐기라도 했다는 말인가? 꽃가루 알레르기도 마찬가지다. 꽃가루는 인류가 출현하기 전부터 존재했으며, 진화 과정 내내 함께하던 기본 환경이다. 꽃가루는 수십 만 년 동안의 공존을 깨고 인류에게 반기를 들었을까?[11]

집먼지 진드기나 꽃가루가 변한 것이 아니라 인간이 달라진 것이다. 인간은 죄 없는 존재들에게 누명을 씌우고 희생양으로 삼으려 했으나 뜻대로 되지 않았다. 아토피가 줄어들기는커녕 오히려 급증했기 때문이다.

그렇다면 아토피를 일으키는 진범은 누구일까? 아토피

가 등장한 때를 보면 진범은 어렵지 않게 유추해볼 수 있다. 아토피는 하나같이 해당 국가들이 급속 성장을 하던 때 등장한다. 국민들은 밤낮을 가리지 않고 일을 했고, 그 대가로 고성능 냉장고와 에어컨 등을 구입했다. 호주머니가 넉넉해지고 냉장고가 보급되면서 육류 소비가 급증했고, 냉장고 속에는 각종 음식물이 넘쳐났다. 대용량 냉장고에는 냉동 식품, 육류 식품, 인스턴트 식품, 가공 식품, 레토르트 식품(조리·가공한 식품을 밀봉해 데워 먹기만 하면 되도록 만든 제품) 등이 가득 들어차 있다.

우리 5000년 역사에서 이토록 풍족한 시대가 또 있었을까? 아니 인류 역사상 가장 풍요로운 시대라 할 수 있겠다. 그렇지만 빛이 밝으면 그만큼 어둠도 짙은 법. 이들 음식물들은 과거의 자연적인 음식과는 사뭇 다른 음식이다. 장기간 보관을 위해 숱한 화학물질들이 첨가되어 있으며, 이것들은 고스란히 우리 몸속으로 들어온다. 또한 장기 보관 식품들은 대개 산성 식품으로, 몸은 점점 산성화될 수밖에 없다. 대형 냉장고는 질병 제조기라는 말도 그래서 나온 듯하다.

지방 성분은 차가워지면 굳어진다. 설탕이나 초콜릿도 차가워지면 굳어진다. 모든 음식물은 차가워지면 굳어진다. 인체의 장도 온도가 내려가면 음식이 분해가 잘 되지 않고 굳어져 변비가 되고, 숙변이 쌓이게 된다. 변비를 해소하기 위해 많은 시간과 노력을 들이지만 체온을 올리기 전에는 큰 효과를 보기 어렵다.

에어컨과 냉장고가 없는 곳이 없을 정도로 보급이 대중화되면서 적정 체온보다 낮은 체온으로 살아가는 '냉증 현대인'들이 적지 않다. 옷을 얇게 입는 버릇, 찬 음식과 음료수를 즐기는 습관 따위도 이런 냉증을 키운다. 에어컨을 필요 이상으로 가동하는 엄마나 차가운 맥주를 벌컥벌컥 마시는 아빠는 각종 성인병에 걸리기 쉽다.

아이스크림을 입에 달고 사는 아이는 아토피성 피부염이 발생할 가능성이 많다. 아이스크림은 차가운 온도는 말할 것도 없고, 유지방이나 식물성 경화유에 화학 합성제 향료, 젤라틴, 유화제, 트랜스지방 등이 첨가되어 있다. 심지어 카라기난 등의 화학 첨가물을 비롯하여 유화제라는 가면을 쓰고 있는 계면활성제까지 포함되어 있다.

아이스크림을 태워 보면 그 속에 어떤 성분이 숨어 있는지 대략 눈치챌 수 있다. 실제로 KBS 〈스펀지〉에서 천연 아이스크림과 마트에서 판매하는 일반 아이스크림을 태워 보았다. 그랬더니 천연 아이스크림은 구수한 냄새가 난 반면 일반 아이스크림은 새까맣게 타들어가면서 타이어 태우는 냄새가 났다.

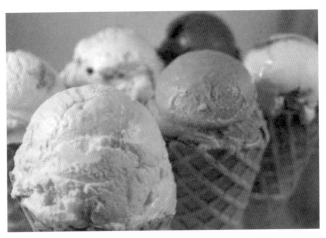

((•)) 아이스크림을 입에 달고 사는 아이는 아토피성 피부염이 발생할 가능
성이 많다.

값비싼 고급 아이스크림은 예외일까? 카라기난이 포함
되지 않은 아이스크림은 천연 아이스크림을 제외하고는
없다고 봐도 무방하다. 오죽했으면 세계적인 아이스크림
업체의 상속인 라빈스가 유산을 포기하고 환경 운동가로
나섰을까?

수백 만 년 동안 적응해 온 진화의 시스템과 전혀 다른
환경을 접한 인체는 적응에 어려움을 겪고 있다. 당장 혀를
시원하게 하는 음식이 여름 음식의 주류가 되어 인체의 내
부 온도를 낮추면서, 기초체온과 내외 균형이 흐트러지고
있는 것이다.

아이스크림과 같은 찬 것을 많이 먹게 되면 인체는 에너지를 낭비하게 된다. 위와 장은 차가운 것이 들어오면 열을 뺏기게 되고, 움츠러들어 소화를 잘 시키지 못한다. 젊었을 때는 별다른 문제를 느끼지 못하지만, 찬 음식을 먹는 습관이 반복되면 인체는 체온을 잃게 된다. 나이가 들어 기운이 약해진 사람이나 아토피 피부염을 앓는 사람들에게 찬 음식은 독(毒)이 된다.

냉기는 만병의 근원이라는 말이 있다. 몸이 차면 온갖 질병이 야기된다. 평소에 몸이 붓거나 결리는 증상에서부터 감기나 변비, 심각한 생활 습관병에 이르기까지 만성질환의 근본적인 원인은 냉기에서 비롯된다.

아토피 피부염도 마찬가지로 체온과 밀접한 연관이 있다. 아토피는 면역력이 저하되어 생긴 질병이고, 체온이 떨어지면 면역력도 저하된다. 면역력 저하의 주범은 누구인가? 인체에 유입되는 유해 물질들이라 할 수 있다. 즉 유해 물질이 면역력을 저하시키면 체온이 떨어지게 되고, 떨어진 체온은 다시 면역력을 떨어뜨리게 되고, 면역력이 떨어지면 몸에 쌓인 독소를 배출하는 것이 힘들게 됨으로써 아토피로 진행되는 것이다.

우유에 미련을 버려라

아토피안 가운데는 우유만 마시면 아토피가 올라온다는 사람이 많다. 병원에서는 "우유 단백질에 알레르기 반응을 보였다"면서 우유를 마시지 말라고 한다. 아토피안도 대개 그렇게 믿는다. '의사 선생님께서 그렇다'고 말씀하셨기 때문이다.

그런데 다른 측면에서도 생각해봐야 하지 않을까? 내 몸에 문제가 있는 것이 아니라 우유가 문제가 있을 수 있다고 말이다. 상한 우유를 마시고 두드러기가 올라왔다면 두드러기의 범인은 상한 우유이다.

마트에 진열되어 있는 우유의 정체는 과연 무엇일까? 우유의 정체는 우유를 생산하는 소가 어떤 환경 속에서 생활하고, 그들의 건강 상태는 어떤지 살펴보면 된다. 축산업계에서 한사코 공개하기를 꺼려하는 공간이 바로 농장이다. 그만큼 열악하다는 것을 의미한다.

인간에게 사육되는 소들은 지난 몇 십 년 사이에 점점 더 처참한 상태로 내몰리고 있다. 옛날의 소는 초지에서 신선한 풀을 먹으며 자연 속에서 자랐다. 지금의 소들은 움직일 수 없을 정도로 비좁고, 분뇨 냄새에 스스로 기절할 정도의 폐쇄된 공간에서, 오로지 살만 찌우며 살아가고 있다.

극심한 스트레스를 받으며, 육식 배합사료를 먹고 자란다.

이런 소들의 생명을 유지해 주는 것이 항생제, 호르몬 등이다. 상황이 처참해질수록 화학약품의 양은 늘어간다. 물론 소들로부터 만들어낸 음식물에는 갈수록 더 많은 호르몬과 살충제, 항생제 등의 화학물질들이 쌓여간다. 더 많은 고기와 우유를 생산하기 위해 소들은 햇빛조차 보지 못하는 비참한 상황에서 죽을 날만 기다리는 것이 현실이다. 인간도 스트레스를 받으면 분노 호르몬을 분비하듯이 동물도 스트레스 호르몬을 분비한다. 우리가 우유를 마실 때마다 소의 원한과 분노까지 먹게 되는 것이다.[12]

처음으로 돌아가 보자. 만약 항생제와 성장호르몬을 투여한 소에서 짜낸 우유를 마신 뒤 아토피 피부염이 발생했다면 이것을 우유 단백질에 대한 알레르기 반응이라고 판단해야 할까? 아니면 유해 물질들의 인체 유입에 대한 거부 반응으로 아토피 피부염이 발생한 것일까?

사실 우유를 먹는 문화권은 그리 넓지 않다. 대부분의 나라에서는 2차 세계대전 이전까지만 해도 우유를 마시지 않았다. 우유는 본질적으로 송아지가 먹는 것이다. 송아지가 자라는 데 적합한 영양 형태로 구성되어 있기 때문에 인간에게는 맞지 않다. 아이에게는 사람의 모유를, 송아지에게는 우유를 먹이는 것이 원칙이다.

인간은 젖을 뗄 무렵이면 우유를 분해하는 효소인 락타아제가 없어진다. 어린 아이일 때만 활동하다가 이유기 때가 되면 거의 어른과 같은 수준으로 떨어진다. 우유를 마셔도 유당을 분해할 수 없다. 젖이 나오는 동물을 사육한 것은 1만 2천년 이전으로 거슬러 올라간다. 초창기 유목민들은 그 새로운 음식을 마셨지만, 소화할 수 없다는 것을 알았다. 치즈, 버터, 요구르트가 등장한 것은 소화를 위한 것이었다.

존스 홉킨스 의대에서 아이들의 유당 소화 능력을 시험한 결과 60~75%나 되는 아이들이 유당 불내증이라는 것이 드러났다. 국내에서는 이에 대한 연구결과가 없어 모르겠지만, 아마도 이보다 더 많을 것으로 추정된다.

우유의 단백질은 사람이 먹는 음식에 들어 있는 가장 강력한 항원에 속한다. 다시 말해 인체의 면역계에서 거부 반응을 불러일으키는 이질적인 물질이라는 것이다. 우유는 모유 성분과 크게 다르다. 우유에는 단백질이 더 많으며, 카제인도 많다. 우유의 카제인은 모유의 카제인과 구조적으로 다르다. 인체는 우유 단백질이 몸에 들어오면 그에 대항하는 항체를 만들어낸다.[13] 당뇨병, 장질환, 습진, 아토피 등에서 바로 그 우유 단백질에 대한 항체가 높은 수치를 보인다.

더 큰 문제는 앞에서 언급한 항생제, 호르몬 등이다. 항생제 사료를 먹은 가축이 생산한 우유를 사람이 먹을 경우 인체는 어떤 영향을 받을까? 세균이 내성화되면 이전까지 효과가 있던 약이 더 이상 듣지 않기 때문에, 간단히 치료할 수 있던 증상도 악화되고 생명까지 위험해질 수 있다.

미국 식품의약국(FDA) 조사 문건에 따르면, 가축 사료에 사용되는 항생제가 사람에게도 치명적인 항생제 내성 박테리아 감염을 일으킨다고 한다.[14] 내성균이 체내에 유입되면, 인간의 장내 세균의 항생제 내성도 덩달아 높아진다. 뿐만 아니라 항생제 내성 박테리아에 감염되면 위급한 상황에서 항생제를 통한 치료가 불가능해질 수 있다. 미국 질병통제예방센터에 따르면 미국에서만 매년 2만 3000여 명이 항생제 내성 박테리아에 감염돼 사망한다고 한다.[15]

성장호르몬도 문제가 아닐 수 없다. 축산업계에서는 소의 성장을 촉진시키고, 우유를 많이 생산할 수 있다는 이유에서 성장호르몬(에스트로겐)을 투여한다. 성장호르몬 가운데는 몬산토사(Monsanto)에서 개발된 rBGH(유전자를 조작한 보빈 성장호르몬)가 있다. rBGH는 우유의 생산량을 늘려주지만, 이 호르몬이 주입된 젖소는 일찍 죽거나 병원균에 감염된다. 이런 젖소가 생산한 우유에는 성장촉진 호르몬과 항생제, 보존제 등이 남아 있으며, 심할 경우 고름이 가득

할 경우도 있다.[16]

뿐만 아니라 시중에 유통 중인 우유는 과연 동물이 마실 수 있는 것인가에 대한 의문이 제기된다. 항생제, 성장호르몬, 고기사료 등으로 키우고, 판매용으로 가공 처리하는 과정에서 더 하얗게 만들기 위해 표백제가 들어가며, 향미제, 칼슘보충제, 비타민보충제(방부용) 등의 첨가물로 뒤범벅된 것이 가공우유이기 때문이다. 저온살균이라는 이름으로 행해지는 방사선 살균도 문제가 아닐 수 없다. 유익한 미생물과 효소를 전멸시키는 것은 물론 비타민, 미네랄까지 파괴하기 때문에 죽은 음식이라 할 수 있다.[17]

아이들의 경우 우유의 특이 단백질이 들어오면 자가 면역 반응이 일어날 수 있다. 독소에 노출되었을 때, 아이들의 몸은 성인과 달리 문제가 발생할 위험이 훨씬 크다. 아이들의 간과 신장은 독성물질을 중화시키고, 배출하는 기능이 온전하게 발달되지 못했기 때문이다. 아이들은 사실상 독성물질의 폭격을 받고 있는 셈이다.[18] 마시면 마실수록 면역력이 떨어지는 위험을 감수하면서까지 우리 아이들에게 군이 우유를 마시게 해야 할까? 동물계에서는 그 어떤 동물도 젖을 뗀 뒤에는 젖을 먹지 않는다.

햄과 소시지를 조심하라

우리 밥상에 독소가 오르고 있다. 인스턴트 식품 속 화학 첨가물을 비롯해 수은, 농약, 방부제, 유기 화합물 등의 독소가 음식을 통해 체내에 들어온다는 것이 확인됐다. 2013년 KBS TV 〈생로병사의 비밀〉에서 점검해 본 결과이다.[19]

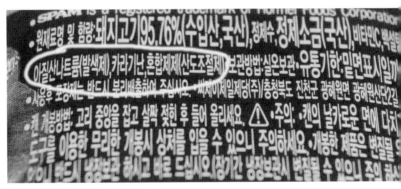

((•)) 고기의 맛을 풍부하게 해 주고, 미생물의 성장까지 억제하는 일석삼조의 역할을 하는 아질산나트륨은 소시지 등을 만드는 데 빠뜨릴 수 없는 첨가물이다. 아질산나트륨을 과다하게 섭취하면 체내에서 발암 물질을 생성할 우려가 있다. 이외에도 카라기난, 산도조절제 등도 문제가 많은 첨가물들이다.

문제는 식품 첨가물 등이 우리 몸속에서 독소로 작용한다는 것이다. 지난 2015년 10월 세계보건기구(WHO)는 '소시지, 햄 등 가공육과 적색육을 발암물질군으로 분류'했다. 매일 50g의 가공육(1군 발암물질)을 먹으면 직장암에 걸릴 위험이 18%, 적색육을 매일 100g 이상 먹으면 암 발생률이 17% 높아진다고 발표, 전 세계에서 논란이 일었다.

소시지나 햄이 문제가 되는 것은 첨가물들의 탓이 크다. 각종 화학 첨가물들은 식자재의 고유한 특성을 무시한 채 먹음직스럽게 보이기 위해, 변질되는 것을 막기 위해, 향미를 돋우기 위해 사용된다. 여기서 특히 혁혁한 공헌을 하는 첨가제가 아질산나트륨이다.[20]

아질산나트륨의 1일 허용 섭취량(ADI)은 체중 1kg당 0.0~0.06mg이다. 과하게 섭취하면 구토가 날 수 있으며 빈혈이나 아토피 질환을 유발할 수 있다. 미국 농무부(USDA), 식품의약품안전청(FDA)에서는 육가공업체에 아질산나트륨을 빼고 생산하는 방법을 강구하거나, 최대한 사용량을 줄이라고 권고해 왔으나 업계의 반발에 부딪쳐 실현되지 못했다.[21] 소시지의 색이 유난히 진하거나 붉은색을 띤다면 아질산나트륨이 들어갔는지 확인 후 섭취하는 것이 바람직하다.

소시지나 햄을 진짜 고기라고 착각하면 안 된다. 소시지와 햄은 가짜 음식이다. 이들은 약간의 고깃덩어리에 설탕, 솔비톨, 인산염, 화학조미료, 색소를 넣어 만들어진다.

아토피 디톡스가 답이다

50%가 고기라면 나머지는 첨가물이라 보면 된다. 소시지 역시 잡다한 고기들을 다져 소금, 조미료, 향신료, 야채 등과 섞은 뒤 인공 케이싱에 넣어 삶거나 찌거나 건조시키거나 훈연해서 만든다.[22] 햄의 경우도 소시지에 뒤지지 않는다. 돼지고기 100kg으로 햄 120kg을 만들 수 있다고 한다.[23]

일본의 첨가물 전문가 아베 쓰카사가 공개한 햄 제조 과정을 정리하면 다음과 같다. 먼저 젤리액을 만들어 고깃 덩어리에 주사기로 주입한 뒤, 고기 전체에 골고루 퍼지게 하기 위해 질겅질겅 밟는다. 젤리액에는 비프페이스트, 비프분말S-101, 카제인나트륨, 아질산나트륨, 폴리인산나트륨, 글로타민산나트륨, 변성전분, 증점제 등의 첨가제가 들어간다.

정부기관이나 육가공업계에서는 허용 기준치 내에서 먹으면 문제가 없다고 강변한다. 정말 그럴까? 허용 기준치 내에서 먹으면 상관없는가? 사실 가공식품 몇 번 먹는다고 해서 당장 문제가 생기는 것은 아니다.

하지만 당장 문제가 생기지 않는다고 문제가 없다고 볼 수는 없다. 수많은 첨가제가 혼합되어 있는 음식물을 먹을 때, 그것이 인체 내에서 어떤 효과를 발휘할지에 대해서는 아무도 모른다. 수십 종의 다른 첨가물이 서로 섞여 일으킬 수 있는 칵테일 효과에 대해서는 연구된 바가 없다. 영국 리버풀 대학의 독극물 전문가인 하워드 박사는 "우리를 당장 죽게 하지 않기 때문에 안전하다고 가정할 뿐"이라고 말한다.

또 다른 문제는 최근 독소들이 역치점을 넘어서고 있다는 점이다. 역치점은 생물이 외부 자극에 반응하는 데 필요한 최소한의 자극 크기를 말하는데, 대부분의 독성 성분은 70~80%까지는 활동하지 않다가 역치점을 넘어가면 활동하기 시작한다.[24]

허용 기준치를 넘지 않아 안전하다고 생각할지 모르지만 이는 오산이다.[25] 식품 첨가물이 들어간 가공식품들을 즐겨 먹는다면 지속적으로 독성 물질들이 쌓인다고 봐야 한다. 인체에 유해한 성분이 들어오면 몸의 방어 시스템에 교란이 생기고 장애가 발생한다. 인체에 축적된 유해 물질은 아토피의 주요 원인이 된다.

이승남 교수에 따르면 몸에 들어온 첨가물은 80% 정도만 배출되고, 나머지는 몸속의 지방이나 뇌, 뼈 속에 쌓인다고 한다. 이 중 일부는 몸속의 다른 첨가물과 결합하여 새로운 화학물질로 거듭나기도 한다는 것이다.

한국외대 김선미 학생의 경우 역치점에 근접해 있다고 보여진다. 이 학생은 치○스라는 과자만 먹으면 아토피가

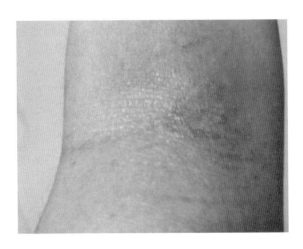

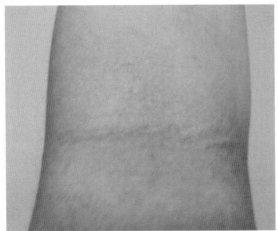

((•)) 한국외대 김선미 학생의 팔. 아토피로 변색되었던 팔이 본
래의 건강한 상태로 돌아왔다.

독소를 줄이는 조리법

가공식품을 전혀 먹지 않고 살 수는 없다. 먹더라도 피해를 최소화하는 방안을 찾아볼 필요가 있다. 다소 귀찮더라도 내 아이를 위한 일이라 생각하자. 아이들이 즐겨 찾는 햄, 소시지 등 육가공 식품은 끓는 물에 2~3분 정도 데치면 좋다. 이 과정에서 아질산나트륨 등의 첨가물을 제거할 수 있다. 다양한 첨가물에 있어 햄에 결코 뒤지지 않는 어묵도 조리하기 전에 미지근한 물에 5분 정도 담갔다가 헹군 후 조리한다.

대한민국에서 가장 인기 있는 국민 간식 라면도 문제다. 라면은 처음 면을 삶은 물은 버리고, 다시 끓는 물을 부은 후 스프를 넣어 조리하면 면을 쫄깃하게 만들기 위해 넣은 '인산나트륨'을 제거할 수 있다. 물론 스프에 들어간 MSG 등 다양한 첨가물은 감수할 수밖에 없다. 이것도 찜찜하다면 스프를 반만 넣고, 김치를 넣어 맛을 조율하는 것도 한 방법이 될 것 같다.

통조림 제품 역시 가급적 먹지 않는 것이 좋다. 자연의 음식을 두고 굳이 먹을 필요는 없지만, 먹을 수밖에 없는 상황도 생길 수 있다. 통조림에 담긴 음식물에는 방부제와 산화방지제가 들어 있다. 내용물을 찬물에 한두 번 헹궈 먹는 것이 좋다.

건강 식품으로 알려진 두부도 알고 보면 만만치 않은 첨가물이 들어가 있다. 두부에는 응고제와 소포제, 살균제 등이 들어 있는데, 찬물에 여러 번 헹궈 사용하면 두부에 들어 있는 이들의 잔존량을 줄일 수 있다. 색소가 들어 있는 단무지는 찬물에 5분 정도 담갔다가 색소를 어느 정도 제거한 뒤 먹으면 된다.

심해진다고 했다. 라면, 햄, 과자, 아이스크림 등을 먹으면 아토피가 나온다는 사람들이 있다. 이런 사람들은 인체 내에 99% 독소가 자리하고 있다고 봐야 한다. 이런 상황에서 2%만 새로운 독소가 유입되더라도 아토피가 발현되는 것이다.

김선미 학생은 팔을 걷어 아토피 부위를 보여주었다. 팔, 다리 등 아토피 부위는 까맣게 변색되어 있었다. 값비싼 수입 보습제도 발라보았지만 효과를 보지 못했다고 한다. 피부가 변색된 것도 개선되지 않아 속상하다고 했다. 필자가 건네준 자미원 겔을 바른지 일주일 만에 아토피가 사라졌다. 까맣게 변색되었던 피부도 본래의 생기 있는 색깔로 돌아왔다.

1년이 지나도 썩지 않는 햄버거

미국 출신 영양사 조앤 브루소(Joann Bruso)는 2009년 구입한 맥도날드 해피밀 세트를 2010년까지 1년간 방치했다. 결과는 경이적이었다. 1년 동안 방치해 둔 햄버거가 썩지 않고 그대로 있었다. 빵과 고기 패티가 쪼그라든 것 외에는 큰 변화가 없었다.

2014년 미국 온라인 커뮤니티 버즈피드(Buzzfeed)는 유튜브 공식 계정(BuzzfeedBlue)으로 '햄버거들은 얼마나 빨리 나이 들까?(How Fast Do Burgers Age?)'라는 제목의 영상을 공개했다. 버즈피드는 맥도날드, 버거킹, 웬디스, 인앤아웃, 칼스주니어, 잭인더박스, 우마미 7개 업체의 햄버거를 투명한 유리병에 담아 한 달간 방치했다. 한 달 후 업체 마다 정도는 다르지만 햄버거에 곰팡이가 피는 등 부패가 진행됐다. 버거킹, 우마미, 웬디스, 칼스주니어, 인앤아웃, 잭인더박스 순으로 많이 부패됐다. 부패가 빨리 진행될수록 방부제 등의 첨가물이 적게 들어갔다는 것을 의미한다. 가장 깨끗한 형태로 마지막까지 품격을 유지한 햄버거는 맥도날드였다. 곰팡이 하나 없이 깔끔했다. 얼마나 많은 방부제가 들어가면 음식물이 1년 동안이나 상하지 않고 보존될 수 있을까?

햄버거의 영양가만 따질 일이 아니다. 토마토 한 조각 더 넣었다고 자연 식품이 되는 것도 아니다. 부패하지 않는 음식물은 음식물이 아니다. 얼마나 많은 방부제를 넣어야 식품이 상하지 않을까? 그것이 몸속으로 들어가면 어떤 영향을 미칠까? 그것도 내 아이의 몸에 들어간다면? 이 같은 궁금증을 풀기 위해 자신의 몸으로 직접 실험해 본 사람이

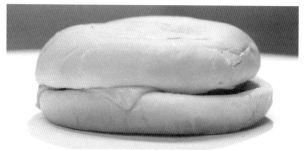

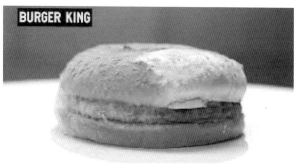

((•)) 미국 온라인 커뮤니티 버즈피드(Buzzfeed)에서 실험한 결과 가
장 먼저 부패하기 시작한 것은 버거킹 햄버거였고, 가장 마지막
까지 썩지 않은 것은 맥도날드 햄버거였다(한 달 간 방치한 후
촬영한 사진).

있다. 미국 모건 스펄록 감독의 『슈퍼 사이즈 미(Super Size
Me)』를 보면 새로운 사실을 알게 된다. 이 다큐멘터리는 한
달 동안 오직 맥도날드에서 판매되는 음식을 먹으면서 살
아가기로 결심한 사람의 이야기를 담고 있다. 영화의 감독
이자 출연자인 모건 스펄록은 실험을 시작하기 전에 188센
티미터에 84킬로그램이라는 건강한 몸을 가졌었다.

스펄록은 한 달 만에 체중이 11kg, 체지방은 7% 이상 증가했고 피부와 간 기능에도 이상이 왔다. 18일째가 됐을 때 그는 카메라에 대고 "기분이 너무 엉망이었다. 불행하다는 생각이 들고…… 그런데 패스트푸드를 먹기 시작하자 기분이 좋아졌다. 기분이 끝내준다"고 말한다. 스펄록은 왜 끔찍했던 기분이 좋아졌을까? 건강한 식습관을 가진 스펄록을 18일 만에 패스트푸드 중독자로 만든 것은 무엇일까? 지방일까?

스펄록을 기분 좋게 만들어 준 것은 화학물질이다. 이들 물질들은 소량만 노출되어도 내분비계를 교란시키며, 아토피는 물론 비만까지 유도한다. 문제는 우리가 이들 물질로부터 자유롭지 않다는 점이다.

우리는 비스페놀A와 프탈레이트에 포위되어 있다. 햄버거 포장지나 콜라 컵 등에도 자리 잡고 있으며, 젖병, 음식용 랩, 식품 용기 등

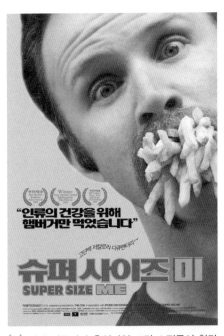

(◉) 영화 감독이자 출연자인 모건 스펄록이 한달 동안 오직 맥도날드에서 판매되는 음식을 먹는 실험을 다큐멘터리로 찍은 영화 『슈퍼 사이즈 미(Super Size Me)』

아토피 디톡스가 답이다

에도 사용된다. [26] 결과적으로 음식을 먹을 때 체내에 흡수되어 질병과 호르몬 이상 등의 문제를 일으키게 된다는 말이다.

뿐만 아니라 프탈레이트는 어린이의 주의력 결핍 과잉행동장애(ADHD)와 두뇌 발달에 악영향을 미치는 것으로 알려지고 있다. 그 동안 프탈레이트의 유해성에 대해 많은 보고가 있었지만, 아이들의 ADHD 증상 악화와 두뇌 발달에 대한 실증적 영향을 뇌 영상 연구를 통해 밝힌 것은 최근의 일이다. [27]

햄버거, 피자, 콜라를 싫어할 아이들은 거의 없다. 애초에 아이들의 입맛을 치밀하게 연구하여 '도저히 거부할 수 없도록' 만들어진 식품들이기 때문이다. 아이들의 건강에 해롭다고 이런 음식물을 안 먹인다는 것은 거의 불가능한 일이다. 이럴 때 엄마의 지혜와 노력이 필요하다. 가능하다면 먹는 횟수를 줄이고, 직접 만들어 먹이는 것이 그나마 피해를 줄일 수 있는 방법이다.

식용유도 아토피의 원인이 된다

요즘 엄마들은 올리브유, 포도씨유, 해바라기유, 현미유, 참기름, 들기름 등을 많이 찾는다. 올리브유가 건강에 좋다고 하는 것은 추출하는 과정이 다르기 때문이다.[28] 올리브유는 열을 가하지 않고 압착해 제조하고 정제 과정을 거치지 않기 때문에 영양분이 풍부할 뿐만 아니라 콩기름이나 옥수수기름처럼 쉽게 산화되지도 않는다.

물론 화학 처리를 통해 기름을 추출하는 업체들에서도 할 말은 많다. 그들은 옥수수기름이나 포도씨기름 등에는 필수지방산인 리놀레산이 풍부해서 콜레스테롤의 수치를 낮춰 주어 동맥경화를 예방해 준다고 주장한다.

과연 그럴까? 식용유 업체의 주장을 액면 그대로 믿어도 될까? 물론 그들의 주장도 어떤 측면에서는 타당하다. 옥수수, 콩, 포도씨 등은 불포화지방산의 함량이 많은 것도 사실이다. 그렇지만 그것은 순수한 식물 상태로 있었을 때 해당되는 말이다. 추출 과정으로 들어가면 이들은 전혀 새로운 물질로 변신한다.

미국 상원 영양문제특별위원회 보고서에도 '식용유는 순수한 식물성 기름을 소재로 하였더라도 이미 비타민, 레시틴, 셀레늄과 같은 좋은 영양 성분은 거의 제거되어 있

다'고 기록되어 있다. 특히 항산화제로서 역할을 하는 비타민E와 셀레늄도 제거되어 있다. [29]

식물유에 포함되어 있는 불포화지방산은 시간이 흐름에 따라 과산화지질을 생성하게 된다. 이런 기름으로 튀긴 음식을 먹는 것은 독을 먹는 것과 같은 결과를 가져온다. [30] 과산화지질은 단백질과 결합하여 리포푸스친이라는 물질로 변하는데, 이 물질은 노화 물질로서 노인 반점 즉, 검버섯의 주요 성분이기도 하다.

문제는 식물의 열매나 씨앗에서 기름을 추출해 정제 과정을 거치는 동안 리놀렌산에서 생겨난 '하이드록시노네날'이다. 하이드록시노네날은 뇌세포를 파괴시키고 각종 염증을 유발하는 원흉이 된다.

콩이나 옥수수를 식용유로 제조할 때는 유기 용매인 헥산(등유 성분)을 이용한다. 먼저 식물을 가루로 만든 뒤 헥산을 투입, 가루에 들어 있는 기름 성분을 녹여낸다. 이 용제는 인체에 유해하며 독특한 냄새를 풍긴다. 그래서 섭씨 250℃로 가열하여 용제를 휘발시켜버린다. 이 과정에서 토코페롤, 셀레늄 등 천연 항산화제도 함께 제거되어버린다.

가정에서 개봉하는 순간부터 공기와 결합하여 산화되기 시작하는 식용유는 암, 백혈병, 심장병, 동맥경화, 고혈압, 류머티스 관절염, 아토피성 피부염 등을 유발하는 활성

산소를 만든다. 기름은 가열되면 하이드록시노네날을 발생시킨다. 섭씨 180℃에서 5분 만에 버터보다 2~3배나 많은 하이드록시노네날을 발생시킨다. 미네소타대학 사리 살라니(Saari Csallany) 박사는 '식용유를 가열하면 생기는 하이드록시노네날은 동맥경화와 뇌졸중, 알츠하이머 등의 원인 물질'이라고 밝히고 있다. 뇌과학 전문의 야마시다 데쓰모리는 여기서 한발 더 나아가 "식용유에는 처음부터 하이드록시노네날과 트랜스지방산이라는 두 종류의 독물이 들어 있다"고 단언한다.[31]

데쓰모리의 연구결과 식용유를 애용하는 사람은 피부가 쉽게 거칠어지고, 아토피나 알레르기에도 잘 걸린다고 한다. 아이의 아토피나 알레르기가 걱정이라면 식용유의 과잉 섭취가 아토피의 주원인이 된다는 사실에 관심을 가져야 할 것이다.

그런데 문제는 식용유보다 올리브유다. 지중해 사람들이 건강한 이유가 올리브유를 많이 먹어서 그렇다는 연구 결과가 있지만, 그것은 샐러드 형태로 먹었을 때의 이야기다. 최고급 올리브유라도 일단 프라이팬에서 가열되는 순간 트랜스 지방(엘라이드산)이 생긴다. 엘라이드산은 트랜스 지방 가운데서도 가장 악질로, 생리작용에 장애를 일으키는 물질이다.[32] 튀김을 할 때는 차라리 다른 식용유를 사용하는 것이 낫다. 절대로 올리브유로 튀기거나, 데치거나, 볶아서는 안 된다. 올리브유는 샐러드 형태로 먹어야 한다. 프라이팬에서 가열되는 순간 최악의 트랜스 지방을 발생시킨다.

국내의 ○○치킨 회사는 닭고기를 올리브기름으로 튀긴다고 자랑하고 있는데, 이런 농간에 속으면 안 된다. 올리브유는 발연점이 180℃에 불과해 튀김용으로 적합하지 않다. 발연점이 낮으면 조리가 되기도 전에 거스름이 생겨 고기에 베어든다. 만약 낮은 온도에서 오랫동안 튀겼다면, 고기에 더 많은 트랜스 지방이 생성되게 되는 것이다. 올리브유의 환상에 속으면 안 된다.

바퀴벌레도 안 먹는 트랜스지방

즐겨 먹는 쿠키, 크래커, 도넛 등 거의 모든 과자에 들어 있는 트랜스지방. 트랜스지방을 이용하면 음식이 더욱 고소해지고 바삭해지는 느낌을 주기 때문에 대부분의 스낵, 빵, 튀김, 도넛 등에 광범위하게 활용되고 있다. 값이 싼데다가 이것을 사용한 제품은 쉽게 상하지 않아 장기간 진열대에 올려놓을 수도 있다.

문제는 트랜스지방이 지극히 위험한 물질이라는 점이다. 트랜스지방은 플라스틱 지방으로 불릴 정도로 유해하며, 체내에서 정상적으로 대사가 이루어지지 않는 악성 기름 덩어리라 할 수 있다. 트랜스지방을 많이 함유한 대표적인 식품은 쇼트닝과 마가린이다.

사실 마가린의 유해성이 알려진 것은 얼마 되지 않았다. 1970년대에 마가린이 혈중 콜레스테롤을 증가시킬 수 있다는 연구 결과가 발표되고, 트랜스지방이 원인 물질이 될 수 있다는 가능성이 제기되었다. 1992년에는 '포화지방보다 트랜스지방이 심장질환에 더 위험하다'는 결론에 도달했다.

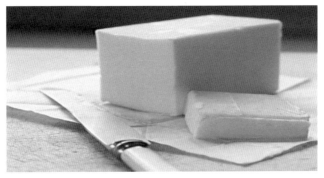

((•)) 마가린은 트랜스지방을 많이 함유한 대표적인 식품이다.

그렇다면 트랜스지방은 우리 몸에 미치는 영향이 어느 정도이기에 그렇게 위험하다고 하는 것인가? 트랜스지방은 자연 상태에서는 존재하지 않았던 인공 물질이다. 운동을 해도 자연 상태의 지방처럼 소모되지도 않으며, 인체의 혈관 등에 자리 잡고 있다. 트랜스지방은 혈관 속 지방질 플라크의 양을 증가시키고, 혈관을 굳게 만들 수 있다. 트랜스지방은 위장에서 플라스틱처럼 변하기 때문에 우리 몸이 소화시키려면 사투를 벌여야 한다.

그렇기 때문에 트랜스지방을 많이 섭취할 경우 비만은 물론 심혈관 질환이나 암에 걸릴 가능성도 높아진다. 뿐만 아니라 트랜스지방은 주로 복부에 축적돼 비만 중에도 가장 나쁜 복부 비만을 일으킨다.

5년간 원숭이에게 트랜스지방과 일반 지방을 먹인 결과, 트랜스지방군에서 체중이 7.2% 증가했고 복부 지방은 다른 집단에 비해 30%나 늘어난 것으로 나타났다. FDA가 영양 표시에 트랜스지방 표기를 의무화한 것은 2006년이 되어서였다.

이놈은 우리 몸에 한번 들어오면 50일이 지나기 전에는 없어지지 않는다. 우리 몸은 수백 만 년 동안 진화를 거치는 동안에도 이런 놈은 접해 본 적이 없기 때문이다. 먼저 들어온 트랜스지방이 없어지기도 전에 또 다시 트랜스지방을 섭취하게 되면 몸속의 트랜스지방은 점점 늘 수밖에 없다. 하버드대학교 연구자들은 매년 최소한 3만 명의 미국인들이 트랜스지방 때문에 사망한다고 보고 있다.

트랜스지방은 우리가 건강 음식으로 알고 있는 치즈나 버터에도 숨어 있다. 일반적으로 치즈는 크게 발효 치즈와 가공 치즈, 그리고 모조 치즈가 있다. 유산균과 효소를 이용한 것이 발효 치즈이며, 이것이 소위 진짜 치즈이다. 우리 머릿속에서 떠올려지는 치즈는 바로 이 발효 치즈이다.

그러나 우리의 기대를 악용하는 치즈가 있다. 약간의 자연 치즈에 많은 식품 첨가물을 섞어 인공적으로 제조한 것을 가공 치즈라 부른다. 엄마들이 아이들에게 즐겨 먹이는 소위 체다 슬라이스 치즈도 가공 치즈이다.

대략 40~80% 정도의 자연 치즈에 나머지는 식용유 등과 함께 첨가물이 들어간다. 가공 치즈는 치즈의 풍미를 흉내 낸 것으로, 식용유가 주재료이다. 그나마 모조 치즈보다는 낫다.

• 제품명: 체다슬라이스치즈 • 유통기한: 앞면 표기일까지 • 원재료명 및 함량: 자연치즈 80%(뉴질랜드, 호주, 네덜란드산: 원유, 유산균주, 식염, 우유응고효소), 정제수, 산도조절제, 파프리카추출색소 0.07% • 살균제품(82℃ 이상, 1분 이상) / 탄산, 질소충전 • 포장재질: EVA+PB+PE 또는 PP+PE • 반품 및 교환장소: 각 영업지점 및 구입처

((•)) 자연 치즈 80%라고 표기된 가공 치즈. 나머지 20%는 대체로 식용유 등과 함께 첨가물이 들어간다.

모조 치즈는 치즈라는 이름 빼곤 모두 가짜다. 모조 치즈는 식용유에 첨가물을 더해 치즈와 비슷한 모양만 내는 제품이다.[33]

독일의 파울 트룸머(Paul Trummer)는 "토스트 피자나 피자 치즈 등과 같은 냉동 제품 중에서 속임수 제품들을 발견할 수 있다. 식물성 지방과 단백질 분말로 이루어진 믹스 제품은 진짜 숙성 치즈의 반값이면 구입할 수 있다. 독일에서는 연간 10만 톤에 이르는 가짜 치즈가 생산되고 있다"고 밝혔다.[34]

우리는 어떨까? 상식적으로 생각할 때 피자를 뒤덮고 있는 것이 우유로 만들어진 치즈라면 우리가 구입하는 가격으로 그것이 가능할까? 봉지에 가득 든 모짜렐라치즈 1kg이 1만원이라면 그것이 우유로 만들어진 치즈라고 믿을 수 있을까? 싸다고 좋은 것이 아니다. 조금 비싸도 제대로 된 음식을 먹어야 한다.

피부로
들어오는
아토피 유발
독소

화장품도 위험하다

아름다워지고 싶은 욕망은 남녀노소를 가리지 않는다. 100세 할머니도 예쁘다고 하면 좋아한다. 대형 마트나 학교 앞 문방구에는 어린이 색조 화장품 놀이 세트가 즐비하다. 여자 아이들이 좋아하는 립스틱과 매니큐어 제품까지 구색을 갖추고 있는 화장품 세트는 아이들의 눈길을 사로잡고 있다.

그렇다면 과연 우리 아이들의 화장은 안전한 걸까? 오늘날 초등학교 3학년 여학생들의 90% 이상이 화장을 경험했다고 하니 어른들이 생각하는 이상으로 아이들은 화장품과 친숙하다.

이런 제품들의 안전성은 어떨까? 물건을 구입하는 부모들은 '설마 어린이들이 사용할 물건인데, 안전하게 만들겠지'라고 기대하겠지만, 그것은 바람일 뿐이다.

2015년 KBS 1TV 〈똑똑한 소비자리포트〉 보도에 따르면, 일부 어린이 색조 화장품에서 알루미늄, 티타늄 등 중금속이 높은 수치로 나타났고 안티몬도 기준치 이상으로 발견됐다. 안티몬의 경우 발암성을 가진 염료라고 알려져 피부 화장품 사용 금지 원료다. 어린이는 피부가 얇기 때문에 흡수율이 높아 소량의 중금속이라도 위험하다. 예를 들어 독한 매니큐어를 자주 바르게 되면 연약한 손톱이 숨을

쉬지 못해 색깔이 변할 수 있다.

그런데 이런 제품들이 문방구에서 판매되는 것만이 아니다. 백화점에서 구입한 어린이 색조 화장품조차 유해물질들이 발견된다. 대표적인 것이 타르 색소다. 타르 색소는 어린이의 피부에 직접적인 자극을 주어 가려움이나 따가움을 유발한다. 게다가 침과 함께 삼키게 되는 립스틱 제품에 함유된 타르 색소는 어린이들에게 치명적일 수 있다.

색조 화장품의 경우 성인을 기준으로 안전성 테스트가 이루어진 제품들이기 때문에 어린아이들은 사용하지 않는 것이 제일 좋다. 어린이 장난감용 화장품은 장난감으로 취급되어 식약처의 규제에서 벗어나 있다. 국내에선 아이들을 대상으로 한 장난감 화장품 안전 기준이 없다. 어른들의 화장품 속 독성 화학물질은 물론, 그보다 더 심한 물질들에 아이들이 그대로 노출되고 있다는 뜻이다.

2014년 2월 여성환경연대에서 시중 판매 중인 어린이용 립스틱을 수거해 성분 검사를 한 결과 80%의 제품에서 알루미늄, 코발트, 크롬, 망간 등의 중금속이 검출됐다. 향수와 매니큐어의 성분 검사에서는 4종류 이상의 '프탈레이트' 계열 유해 화학물질이 검출됐다. 내분비계 교란물질인 프탈레이트는 어릴수록 축적되기 쉽기 때문에 아토피를 유발하거나 성조숙증, 생리 불순과 불임을 불러올 수 있다.

〈똑똑한 소비자리포트〉 제작진에서 파라벤, 프탈레이트 성분이 아이들 몸에 얼마나 흡수되는지 알아보기 위해 실험한 결과는 충격적이었다. 화장품을 사용하는 아이의 파라벤 수치가 화장을 하지 않는 아이에 비해 최대 500%까지 높게 측정된 것이다. 모든 검사 항목에서 평소 화장을 한 아이가 화장을 하지 않는 아이들보다 높은 평균치를 보였다.

어린이의 피부는 연약하기 때문에 문구점에서 파는 화장품을 지속적으로 바를 경우 자극성 피부염이나 접촉성 피부염 등이 생길 수 있으며, 피부 질환의 직접적인 원인이 될 수 있다. 화장품을 바른 후 피부가 빨갛거나 따갑게 부어오르면 당장 사용을 중지하고 깨끗한 물에 씻어내야 한다. 화장품은 가급적이면 바르지 않는 것이 제일 좋다.

백해무익한 자외선 차단제

아토피의 상식 같은 것들이 많다. 아토피에는 자외선이 독이라는 말도 그 가운데 하나다. 피부 전문가라는 사람들은 '아토피 피부염 환자들은 햇볕에 노출될 시에는 선크림을 반드시 발라야 한다'고 강조한다.

아이에게 일광욕을 시키라고 하면 당장 피부암부터 걱정한다. 결론부터 말하면 걱정할 필요없다. 인간은 햇볕과 더불어 생존해 왔으며, 인간은 햇볕 없이는 살 수 없도록 진화해 왔다.[35]

자외선 차단제는 어떨까? 자외선 차단제는 득보다 실이 훨씬 더 많다. 기대하는 차단 효과를 얻기 위해서는 일반적으로 생각하는 것보다 훨씬 많은 양을 발라 줘야 한다.[36]

차단제에 들어가는 성분도 문제가 있다. 자외선 차단제의 주성분은 합성 폴리머(실리콘)이다. 자외선 차단제에는 합성 폴리머뿐만 아니라 합성 계면활성제도 배합된다. 폴리머는 본래 합성 계면활성제와는 다른 종류인데, 합성 계면활성제와 함께 사용하면 활성력이 더욱 강해지기 때문

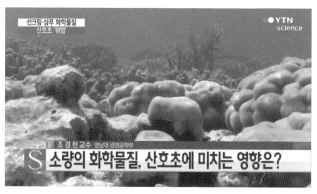

((•)) 자외선 차단제에 들어있는 화학성분은 바다의 산호초를 멸종시킬 정도로 독성이 강하다(YTN 자료화면).

에 피지를 없애버림으로써 피부 환경을 악화시킨다.[37]

합성 폴리머의 특징 가운데 하나는 강한 피막을 만드는 것이다. 단단한 피막이 형성되어 쉽게 지워지지 않는다는 특성 때문에 자외선 차단제로 활용되는 것이다. 자외선 차단제를 발라 본 사람은 그 강력한 느낌을 쉽게 이해할 수 있을 것이다.

그런데 건강한 피부에 강한 피막을 씌워 놓으면 어떻게 될까? 천연의 피지도 생성되지 못하기 때문에 시간이 지날수록 거칠어진다. 모공에도 피지와 독소가 쌓이게 되고 염증이 발생하게 된다. 자외선 차단제를 사용한 후 피부 트러블을 겪었다는 사람들이 많은데 모두 이런 이유 때문이라고 보면 된다.

사정이 이런데도 아이들에게까지 자외선 차단제를 발라 주는 부모가 있어 안타까움을 금할 수 없다. 특히 아이들은 피지선이 완성되지 않아 그 피해가 성인에 비해 더욱 크다.

자외선이 피부암을 유발할 수 있다는 의사들의 주장은 거의 협박 수준이다. 인간의 피부는 자외선 침투를 막아 낼 수 있도록 진화되어 왔다. 자연 방어 체계가 잘 가동되도록 내버려 두면 되는 것이다. 햇볕에 피부가 타 부드러운 갈색이 되더라도 아무런 문제가 생기지 않는다. 오존층의 파괴로 자외선이 과거에 비해 훨씬 더 많이 내리쬔다는 우려도 사실과는 다르다. 한반도 상공에서도 오존층이 뚜렷하게 회복되고 있는 것으로 나타났다.[38]

피부암은 발병률과 사망률도 다른 질병에 비해 현저히 낮은 수준이다. 영국의 경우(2010년) 피부암 발병률은 10만 명당 3.1명, 피부암 사망률은 10만 명당 2.2명이었다.[39] 비율로 보면 발병률 0.000031%, 사망률 0.000022%이다. 그나마도 백인에 해당되는 이야기다. 흑인이나 황인종은 이보다도 훨씬 낮아 통계 자체가 무의미할 정도이다.

자외선은 나쁜 점보다는 좋은 점이 훨씬 많다.[40] 미국 역학 저널의 연구 결과에 의하면 하루 평균 3시간 동안 햇볕을 쬐면 유방암 발생 위험을 50%까지 줄일 수 있다고 한다. 비타민D가 유방 세포에서 항암 특성을 가진 호르몬으로 전환되기 때문이다. 최근 연구들에서는 비타민D가 강력한 항암 효과를 발휘한다고 밝히고 있다.

햇볕을 많이 받으면 오히려 암을 예방하거나 치료에 도움이 된다는 연구 결과도 적지 않다.[41] 임산부나 어린이의 경우에는 뼈 형성에 필요한 칼슘 공급을 위해 비타민D의 중요성이 더더욱 크다. 임신 중 비타민D가 부족하면 임신성 당뇨병, 조산 및 감염 등의 위험성이 크게 높아진다. 비타민D는 모유에 들어 있지 않다.

갓난아기나 성장기 어린이는 햇볕을 부족하게 쬐면 비타민D 생성을 할 수 없고, 비타민D가 부족하면 칼슘 흡수를 할 수 없다. 칼슘 흡수가 안 되면 뼈가 약해지고 성장에 장애가 발생한다. 또한 성격이 산만해지거나 거칠어지게 된다. 칼슘은 신경 안정 작용까지 하기 때문이다.

선택은 부모에게 달려있다. 자외선에 대한 잘못된 주장에 귀를 기울일 것인가? 그렇다면 면역력을 길러주는 비타민D 생성과 칼슘 흡수는 포기해야 할지 모른다. 그것이 어떤 결과로 이어질지는 말하지 않아도 알 것이다.

항생제는 면역력 저하의 주범

요즘 아이들은 감기도 자주 걸리고 감기에 걸리면 잘 낫지도 않는다. 소아과를 안방 드나들듯이 하거나 기침 콧물이 한 달이 지나도 낫지 않는다. 옛날 아이들에 비하여 신체적인 성장도 훨씬 빠르고 영양 상태도 좋은 요즘 아이들의 병은 왜 낫지 않을까?

면역력이 떨어진 이유가 무엇일까? 가장 먼저 의심되는 것이 항생제이다. 항생제는 미생물에 의하여 만들어진 물

질로서 다른 미생물의 성장이나 생명을 막는 약이다. 쉽게
말해 세균을 죽이는 약이다.

그런데 문제는 항생제가 좋은 균과 나쁜 균을 분간하지
못한다는 데 있다. 항생제는 인체에 들어오면 적과 아군을
분간하지 않고 모든 미생물들을 닥치는 대로 죽이는 폭격
기와 마찬가지다. 소화관에서 미생물의 균형을 영구적으
로 파괴할 수 있고, 이로 인하여 아토피와 같은 만성 질병
을 유발할 수 있다.

2011년 8월 『Nature』에 발표된 연구 보고서 「유익한 세
균을 죽이는 것을 멈추어라」에 의하면, 항생제 사용은 비

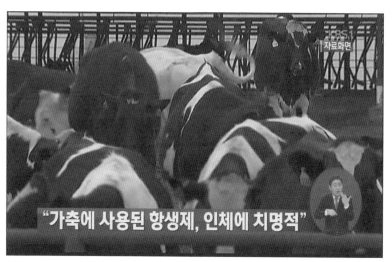

((•)) 가축에 사용된 항생제는 인체에 치명적이라는 사실이 이미 언론을 통해 공개되었
다(KBS 자료화면).

만, 염증성 장 질환, 알레르기와 천식, 신경 장애 등을 유발하며, 면역 체계에 영구적인 손상을 가져올 수 있다고 한다.[42]

항생제를 남용하면 인체의 면역 시스템이 약화된다. 손쉬운 치료법이 좋은 결과를 가져다주는 경우는 거의 없다. 질병의 증상을 없앤다는 것은 근본적인 치료와 거리가 멀다. 오히려 몸의 치유 능력을 강제로 약화시키는 것을 의미한다. 질병의 증상은 몸이 스스로를 치유하는 데 열중하고 있음을 나타내는 신호로 볼 수 있다.

그렇다면 우리 아이들은 항생제에 얼마나 노출되어 있을까? 건강보험심사평가원 조사 결과 병원급 의료기관의 항생제 처방 10건 가운데 6건은 9세 이하 어린이에 집중되어 있었다.[43] 어린이들에게는 급성 중이염·폐렴 등 항생제를 처방해야 하는 세균성 감염증이 많긴 하지만 병원급 의료기관에서 9세 이하 어린이를 대상으로 항생제 처방을 그토록 많이 했다는 것은 충격이 아닐 수 없다.

항생제는 육류와 생선을 통해서도 어린이의 체내로 유입된다. 국내 축산·어류 양식업에서의 항생제 사용량 역시 세계 최고 수준이다. 식품의약품안전청의 〈주요 축·수산용 항생제 영향 평가〉 자료(2007년)에 따르면 한국의 육류 1톤당 항생제 사용량은 무려 720g으로 드러났다. 과다한 항생제 사용으로 비난받고 있는 미국(240g)보다도 3배나 많은 항생제를 동물의 몸에 쏟아 붓고 있는 형편이다. 노르웨이(40g)와 스웨덴(30g)보다는 각각 18배, 24배 높았다.

항생제가 투약된 가축을 사람이 먹을 경우 인체에 그대로 축적된다. 물론 업계에서는 가축 항생제는 소화기관에서 흡수가 되고 다시 배설된다고 한다. 과연 그럴까? 한 고발 프로그램에서 시중에 유통되는 고기를 수거해 항생제 잔류 검사를 해 보았더니 약 20%의 고기에서 항생제 양성 반응이 확인됐다. 또한 가축들에게 남용된 항생제는 주로 고기의 지방에 축적되어 사람에게 전달되는 것으로 나타났다. [44]

그렇다고 아이들에게 고기를 먹이지 않을 수는 없다. 아이의 성장을 위해서는 육류도 필요하다. 그나마 믿을 수 있는 것은 정부가 인증하는 HACCP(위해요소관리우수), 무항생제 축산물, 유기 축산물, 동물복지농장 등의 마크를 잘 살펴보는 것이 좋다. 가격은 일반 제품보다 다소 비싸지만 동물복지 인증을 받은 축산물의 품질이 좋은 것은 당연하다.

스트레스를 받지 않는 농장 동물들은 면역력이나 질병에 우수하므로 항생제도 덜 쓰게 된다. 동물복지농장에서 자란 달걀은 오메가3가 많고, 돼지고기는 수용성 지방이 많아 육질이 부드럽다. 가능하다면 육류는 적게 먹고, 먹더

라도 정부의 인증을 받은 상품을 구매하는 것이 현명할 것
같다.

항균제품이 더 위험하다

세균에 대한 공포는 상상 이상으로 크다. 특히 아토피에 대
한 잘못된 정보 가운데 하나가 항균에 대한 내용이다. 극심
한 가려움증으로 피부를 긁게 되면 균이 침투하여 염증이
생긴다며 항균제품을 권하는 것이다.

하지만 아토피는 항균제품을 사용하면 오히려 악화된
다. 우리 피부는 상재균이 만들어내는 산성 지방막(0.5㎛)
으로부터 보호를 받고 있는데, 이를 파괴하는 것이 화학물
질로 만들어진 락스 등의 항균제품·샴푸·폼 클렌징 등
이다.

많은 여성들은 피부를 클렌징하면서 문지르고, 세안하
면서 문지르고, 다시 크림을 바르면서 문지르는 행위를 반
복한다. 피부 보호막이 재생되기가 무섭게 벗겨내는 것이
다. 이런 상태가 계속되면 피부는 얇아지고, 곱던 결도 사
라지면서 급격히 노화된다. 아토피안의 피부도 논바닥처

럼 쩍쩍 갈라지는데, 이 역시 피부 보호막이 파괴되어 있다고 보면 된다.

아이의 피부가 갈라지면 엄마들은 보습로션을 찾는데 혈안이 된다. 유해 성분은 전혀 들어 있지 않다며 유혹하는 수많은 제품들이 손짓한다. 하지만 유분이 포함된 제품치고 유화제(계면활성제)가 안 들어간 제품은 없다고 보면 된다. 물과 기름이 섞이기 위해서는 계면활성제가 반드시 들어가야 한다.

보습 화장품은 대개 유분이 많이 포함되어 있기 마련이고, 유분이 많이 포함되게 되면 유화제도 그만큼 들어가야 한다. 바르는 순간은 촉촉해도 결과적으로 피부 보호막은 약해지고, 피부는 점점 더 건조해진다. 보습을 위해서 가장 좋은 것은 천연 오일을 그냥 발라 주는 것이다. 아르간, 호호바, 코코넛, 올리브 등을 발라 주는 것이 가장 저렴하고 안전하며 효과적인 방법이다.

피부 보호막을 건강하게 유지하기 위해서는 크림, 폼 클렌징, 샴푸, 항균 비누 등을 사용하지 않는 것이 좋다. 아이의 건강을 위한다는 명목으로 균을 없애는 것은 오히려 건강을 해치는 행위다.

특히 항균 비누의 경우 항균력 자체에도 문제가 있지만, 유익균까지 제거하는 역효과가 더 크다. 유산균 실험 결과

일반 비누에는 유산균이 상당수 남아 있었지만 항균 비누에서는 모두 제거되었다. 이런 비누를 사용할 경우 피부의 상재균을 멸종시켜버리게 되고, 피부 보호막은 완전 해체될 수 있다. 일반 비누보다 비싼 비용까지 지불하면서까지 항균 제품을 사용해야 할 이유는 전혀 없다.

더구나 항균 비누에 들어간 화학 성분이 내분비계 교란을 일으키고, 세균의 내성을 강화할 수 있다는 연구 결과까지 있다. 항균 제품 중 70% 이상은 트리클로산(Triclosan)이라는 항생제 성분이 포함돼 있다. 항균 비누의 주료인 트리클로산은 파라벤 등 다른 화학물질과 같이 호르몬 교란과 항생제 내성에 영향을 미치는 것으로 알려져 있다.

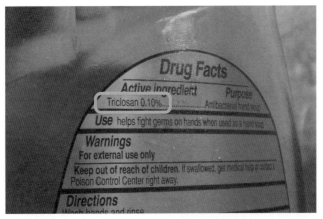

((◦)) 항균 비누의 주료인 트리클로산은 호르몬 교란과 항생제 내성에 영향을 미친다.

락스 때문에 국가대표의 꿈을 포기한 학생이 보내온 편지

"저는 꿈이 컸습니다. 저의 인생은 수영을 빼고 나면 없을 정도로 열심히 운동에만 매달려 왔습니다. 그 결과 청소년 수영 국가대표에까지 발탁될 정도로 인정받았습니다. 하지만 온갖 종류의 화학물질로 오염된 수영장 물에 제 몸이 맞지 않아 꿈을 접을 수밖에 없었습니다.

수영장 물은 자주 갈아 줄 수가 없습니다. 사람들이 수영하면서 내놓는 땀과 소변, 각종 분비물 등의 오염된 물질들을 정화하기 위해서는 화학물질들을 투입할 수밖에 없습니다. 가장 많이 들어가는 것이 락스, 염소 등입니다.

그런데 문제는 제 피부가 락스에 적응이 되지 않는다는 것이었습니다. 하루 종일 수영장에서 훈련을 하다 보니 피부는 더 이상 견딜 수 없을 지경에 이르렀습니다. 물에만 들어가면 온 몸이 벌겋게 되며 가려웠고, 수영복과 접촉되는 부분에서는 염증이 생겼습니다. 심한 부위에서는 살이 패일 정도로 염증이 악화되었습니다. 병원에서도 특별한 치료법이 없다고 했습니다.

결국 알레르기가 심해지면서 청소년 국가대표를 끝으로 선수 생활을 접게 되었습니다. 국가대표 선수로 올림픽에 출전하여 박태환 선수처럼 세계적인 선수가 되는 꿈은 락스 앞에 좌절되었습니다. 운동을 그만두니 할 일이 없었습니다. 아르바이트로 전전하며 살아가는데, 그곳에서 우연찮게 자미원 화장품을 접하게 되었습니다.

물론 처음에는 믿지 않았습니다. 그동안 수많은 약들을 발라왔지만 아무런 효과가 없었기 때문입니다. 그렇지만 친한 친구의 강한 권유에 못 이겨 자미원 미스트와 겔을 발라보기 시작했습니다. 일주일 쯤 지나자 염증으로 패였던 피부에 변화가 생기기 시작했고, 15일 만에 새살이 돋아나기 시작했습니다. 세상에 이런 일이 어떻게 가능한지 이해가 되지 않습니다. 자미원은 분명히 약도 아닌데..."

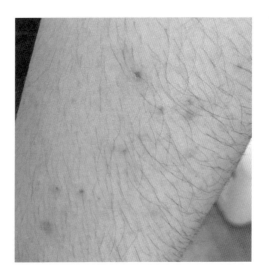

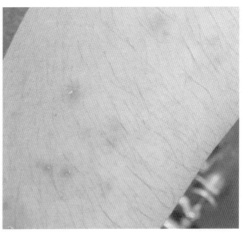

((•)) 자미원 사용 전(위), 자미원 사용 2주 후(아래)

FDA는 2013년 항균 제품에 든 항균 화학 성분을 일반 생활용품에서 제외해야 하며, 그렇지 않을 경우 이를 생산하는 업체가 직접 화학 성분이 무해하다는 것을 입증해야 한다고 발표한 바 있다.

항생제는 언제나 내성균의 등장이라는 위험을 안고 있다. 항균 비누를 즐겨 사용할 경우, 세균이 트리클로산에 내성을 얻으면 항균 효과는 곧 사라진다. 항균 비누나 로션으로 손을 씻는 것은 피부 보호막을 제거하고, 내성을 부추기는 더욱 위험한 일이 될 수 있다. 항균에 살아남은 세균들은 내성을 갖게 되고, 그런 내성균들이 음식물 조리 과정에 들어갈 수 있다.[45] 항균 제품을 이용하는 것은 돈 들여서 더 위험한 물건을 사용하는 격이다. 아토피로 고생하고 있다면 항균 비누와 샴푸 사용을 중단하는 것이 좋다. 청결함이 도리어 해가 된다.

지금 당장 샴푸를 버려라

애견 샴푸가 없어 가족들이 사용하는 샴푸로 개를 목욕시켜 주었다가 낭패를 당했던 지인의 이야기가 생각난다. 이

분은 '사람이 사용하는 샴푸니까 당연히 애견 샴푸보다는 좋지 않겠냐'하는 생각에 사람이 사용하는 샴푸로 개를 목욕시켰다고 한다. 며칠이 지나자 개가 이상한 행동을 하기 시작했다. 온 몸을 긁어 대면서 낑낑거렸다는 것이다. 자세히 살펴보니 피부에 작은 종기 같은 것들이 오돌토돌 솟아 있었다고 한다. 동물병원을 찾은 지인은 충격적인 말을 들었다고 한다.

"사람이 쓰는 샴푸를 개에게 사용하면 어떻게 합니까?"

수의사의 대답을 들은 지인은 아연실색할 수밖에 없었다고 한다.

그는 그제서야 성분표를 자세히 살펴보고, 자료들을 찾아보면서 샴푸의 독성이 얼마나 심각한지 알게 되었다고 한다.

사람이 사용하는 샴푸는 보통 물, 합성 계면활성제, 점도 조절제, 실리콘 등이 주성분이다.[46] 전형적으로 '병 주고 약 주는 방식'으로 구성되어 있다. 합성 계면활성제는 세정 작용이 아주 강해서 머리카락의 표면을 덮고 있는 큐티클이라고 하는 모발 세포를 변형, 파괴한다. 샴푸 속의 합성 계면활성제는 세정 효과도 갖지만, 이 과정에서 필요 이상으로 모발의 단백질을 녹이기 때문에 큐티클도 손상을 입는다. 실리콘은 합성 계면활성제에 의해 파괴된 큐티

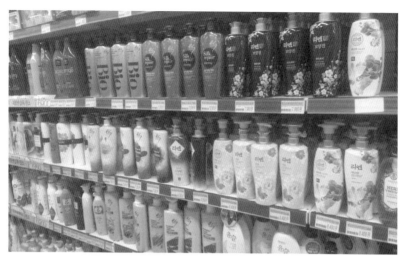

((•)) 화려한 색상으로 소비자를 유혹하고 있는 샴푸들. 화려함 이면에 있는 독소를 주목해야
한다.

클층에 랩과 같은 막을 형성해 광택을 내는 역할을 한다.
업체들은 "샴푸로 부족한 광택과 찰랑거림은 린스로 얻을
수 있다"며 또 다른 판매로 연결시킨다. 린스에는 샴푸보
다 더 많은 실리콘이 들어가 있다고 보면 된다.

실리콘(Silicone)은 샴푸, 린스 등 헤어 제품은 물론 크림,
에센스 등의 화장품에도 널리 사용되고 있다. 화장품 성분
표에서 디메치콘이 붙은 것들은 모두 실리콘이다.[47] 디메
치콘은 바르는 순간 피부에 랩과 같은 막을 씌워 준다고 보
면 된다. 피부에 실리콘 막을 형성하게 되면 피부는 숨을
쉬지 못하게 되어 독소 배출이 어렵게 되고, 염증이 발생할

b

수 있다. 피부가 얇은 어린이들에게는 절대로 사용하면 안 되는 성분이다. 특히 아토피 피부염은 절대 금물이다. 아토피 피부염에 실리콘이 과다하게 들어간 크림 등 화장품이나 샴푸, 린스를 사용하지 말아야 할 이유도 여기에 있다.

　제조 회사마다 조금씩 다른 원료 성분과 제조 공정에 따라 약간의 차이가 있지만 일반적으로 알려진 샴푸 성분의 구성 비율은 대략 다음과 같다.

❯ 샴푸 성분의 구성 비율

성 분	함 량
물	50 ~ 60%
합성 계면활성제	30 ~ 35%
실리콘, 살균제, 중화제, 방부제, 색소, 향료 등 첨가물	3 ~ 5%
오일, 비타민 등 각종 추출물	1 ~ 3%

　가장 많은 비율을 차지하는 물을 제외하고 나면 합성 계면활성제가 압도적인 비율을 차지한다. 그런데 제조사는 가장 근본적인 문제인 계면활성제나 화학 첨가물에 대해서는 언급하지 않고, 극소량 들어가는 추출물만을 강조한다. 천연 오일을 첨가했다거나, 비타민 성분을 넣었다거나, 식물 추출물을 넣은 순한 제품이라고 강조하는 것이 그것

이다.

하지만 아몬드 오일 한 방울이 첨가되었다고, 합성 비타민C가 들어갔다고 해서 샴푸가 천연 제품으로 탈바꿈하지 않는다. 샴푸에 사용된 계면활성제가 어떤 종류냐에 따라서 품질의 차이가 벌어지는 것이다.[48]

합성 계면활성제와 실리콘, 향료, 방부제, 색소 등 화학 첨가물은 알레르기는 물론 아토피를 악화시킬 수 있다. 샴푸의 향료는 프탈레이트라는 가소제에서 나오는데, 이는 체내 호르몬 교란을 일으키는 대표적인 환경호르몬이다. 이들 화학 첨가물들은 두피에 손상을 입혀 탈모의 원인이 된다.[49] 두피가 손상을 입게 되면 모근도 자연스럽게 약해지게 되고, 머리카락은 가늘어지기 시작하면서 급속한 탈모로 이어진다. 머리를 감을 때마다 머리카락이 뭉텅이로 빠지거나 모발이 가늘어지는 일이 생긴다면 당장 샴푸 사용을 중단해야 한다. 샴푸의 강력한 합성 계면활성제가 두피의 상재균을 죽이는 것도 탈모의 원인이 된다. 상재균이 없어진 자리에는 유해균이 번식하게 되고, 아토피의 원인이 된다.

샴푸의 독성이 유방암, 갑상선암의 원인이 된다는 것은 이미 보고된바 있다. 또한 합성 계면활성제에 의해 파괴된 피부 보호막으로 화학 첨가물들이 침투, 산모의 양수까지 오염시킨다. 양수에서 샴푸 냄새가 나고, 유방암과 자궁암에 걸려 수술을 받게 된 환자들의 몸속에 샴푸 성분들이 남아 있었다고 한다.

세상 어느 것보다 깨끗해야 할 양수가 설탕물처럼 달콤해지고, 샴푸 냄새가 날 정도로 오염되었다는 사실은 충격이 아닐 수 없다. 일본의 한 산부인과 관계자에 따르면 "임신한 여성의 양수에서 산모가 평소 즐겨 사용하던 샴푸 냄새가 났다"고 한다.[50] 계면활성제와 인공 향료 덩어리인 합성 샴푸와 린스가 피부를 통해 체내에 침투해 태반을 거쳐 양수에 들어간 것이다.

특히 아이들의 샴푸 사용은 막아야 한다. 아이들은 두피가 얇고, 모공의 크기가 성인에 비해 크기 때문에 샴푸 독소가 쉽게 침투한다. 오래 살고 싶다면 지금 당장 샴푸는 버려라. 계속해서 샴푸와 린스를 고집한다면 아토피, 천식, 또는 지능이 떨어지는 아이를 낳을 수 있다는 점을 명심하라. 가장 좋은 방법은 비누로 머리를 감는 것이다. 약간 뻣뻣하다면 헹굼물에 식초를 약간 떨어뜨려보라. 피부나 모발과 두피, 모두가 행복한 선택이다.

염색은 알레르기를 유발한다

염색이나 파마도 인체를 위태롭게 한다. 파마는 두피의 모공 구조를 파괴한 뒤 화학 약품으로 고정시키는 것이라 할 수 있다. 염색도 마찬가지로 염료의 주성분이 모발의 단백질을 파괴시켜 모근에 악영향을 준다.

염색약에 포함된 여러 종류의 중금속과 화학물질은 다양한 경로를 통해 인체에 흡수되는데, 특히 염모제의 화학물질은 주로 두피 등을 통해 장기로 전달된다. 이는 수십 년 동안 파마나 염색을 해 온 중년 여성들의 모발이 약해지고, 탈모가 심해지는 이유 가운데 하나가 아닐까 한다.

이들의 독성은 오래전부터 경고되어 왔다. 염색약을 오랜 기간 지속적으로 사용한 여성들에게서 악성 림프종 발병률이 크게 높아졌다고 한다. 이 림프종은 림프절 뿐만 아니라, 뇌, 위, 폐, 간, 골수, 피부 등 온 몸에 나타날 수 있으며, 치료도 쉽지 않다고 한다.

염색약과 파마약의 유해성을 의심해볼 만한 사례는 더 있다. 미용업 종사자의 경우 발암률이 높다는 연구 결과가 그것이다. 염색약과 파마약에 들어 있는 파라페닐렌디아민(PPDA) 성분이 주요 원인으로 꼽힌다. PPDA는 발암 물질과 알레르기 유발성 물질로 알려져 있다.

염색약이 피부 알레르기 등 각종 질병을 유발할 수 있다는 연구 결과는 많다. 2001년 미국 사우스 캘리포니아대 연구 결과 한 달에 한번 꼴로 1년 이상 염색을 한 여성은 그렇지 않은 여성에 비해 방광암 발병 빈도가 2배나 높게 나타났다. 미국 보스턴 보건대학 연구진이 미용실 종업원 56명을 대상으로 조사한 결과에서도 15%가 천식·습진·발진을, 30%가 건초열을 앓고 있는 것으로 나타났다.

염색제의 주성분은 파라페닐렌디아민, 파라톨루엔디아민 등 디아민계의 산화염료가 있는데, 여기에는 페놀 성분이 들어 있다. 붉은 갈색, 검정 색소를 지닌 염료에 다량의 페놀 성분이 포함돼 있다. 이 외에도 포르말린, 납, 나프탈렌, 레소시놀 등 10여 가지 이상의 화학물질로 구성되어 있어 알레르기를 일으킬 수 있다. 알레르기는 머리, 얼굴뿐 아니라 전신으로 번지는 경우도 있으며, 오랜 기간 반복 노출될 경우 만성 피부 질환이 되기도 한다.

국내 염색약 사용자의 6~12% 정도가 각종 알레르기를 경험하는 것으로 보고되고 있다. 피부 증상 외에 복통, 설사, 구토, 발성 장애 등이 나타날 수 있으며, 일부는 신장 기능 저하, 현기증, 암 등을 일으킨다. 염색약의 유해성이 알려지면서 '식물 성분'을 표방한 제품들이 등장하고 있다. 그런데 식물성 성분만을 사용했다는 모발 염색제도 믿을

수 없기는 마찬가지다. 한국소비자원 조사 결과 일부 제품에서 알레르기 유발 성분들이 검출됐다.[51]

염색약에 포함되어 있는 포르말린(포름알데히드)이 암을 일으킬 수 있다는 미국 정부의 공식 보고서도 있다. 미 국립 독성학 프로그램은 연방정부에 제출한 제12차 「발암 물질 보고서(2011년)」에 포르말린과 스티렌 등을 새로 등재했다. 염색약 등 머리 손질 제품에 쓰이는 포르말린의 분량이 우려할 만한 수준이라는 것이다.

피부병이 있거나 임신, 출산 직후, 생리나 질병 등이 있는 경우에는 가급적 머리 염색을 하지 않는 것이 좋다. 특히 어린이들이나 청소년기에는 염색하는 일을 삼가야 한다. 아이들의 머리를 화학염료로 물들이고, 파마를 하는 일은 아이의 건강을 망치는 지름길이라는 것을 알아야 한다.

호흡기로
유입되는
아토피 유발
독소

화학물질로 가득 찬 우리집

실내는 가스성 화학물질로 가득 차 있다. 일산화탄소 외에도 합판, 가구, 카펫 등에서 발생하는 알데히드, 페인트, 접착제, 복사기 등에서 발생하는 유기용제 등이 유령처럼 떠다니고 있다.

새집증후군(Sick House Syndrome)의 원인은 알고 보면 건축자재라 할 수 있다. 국립환경과학원 조사 결과, 발암물질인 벤젠 등 휘발성 유기화합물은 대부분의 제품에서 검출됐고, 일부 바닥재에서는 기준치를 무려 21배나 초과한 톨루엔도 검출됐다. 이런 물질들은 호흡 장애와 피부병

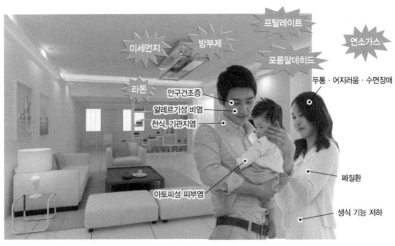

((•)) 도심 거리보다 집안의 공기가 더욱 오염되어 있다.

아토피 디톡스가 답이다

을 유발하는데, 장기간 노출되면 사망까지 이를 수 있다.

이런 물질들은 어디에 숨어 있을까? 가장 먼저 눈에 띄는 것이 벽지이다. 요즘은 고급스러운 느낌과 강한 내구성까지 갖추었다는 점 때문에 비닐 벽지가 선호되고 있는 편이다. 이들 비닐 벽지들은 종이 벽지에 비닐의 일종인 PVC를 덧씌운 화학벽지이다. 비닐로 되어 있어 방습·방수 효과가 뛰어나며, 얼룩이 묻어도 물걸레로 닦아낼 수 있다는 점 때문에 아이들이 있는 집에서 선호한다.

그런데 화학 벽지가 문제가 없다면 이상하지 않을까? 비닐 벽지는 기본적으로 합성 화학물질로 만들어진다. 화려한 문양을 위해 사용되는 잉크와 광택제에는 톨루텐과 벤젠 등의 성분이 투입된다. 비닐 벽지에는 유연제인 프탈산에스테르가 들어 있는데, 이것은 환경호르몬이다.

벽지를 벽에 붙이는 접착제도 심각하다. 합성수지 접착제에는 포름알데히드와 휘발성 유기화합물이 다량 함유되어 있는데, 이들 물질들은 어지럼증, 만성피로, 아토피 피부염 등을 유발한다.

그렇다면 합판으로 만든 강화마루는 안전할까? 물론 아니다. 합판은 나무 부스러기들을 접착제와 섞어 고온·고압 상태에서 판자 모양으로 재가공한 것으로, 접착제에 함유된 발암물질인 포름알데히드 등의 휘발성 유기화합물을

방출한다.[52]

포름알데히드(HCHO)는 봉준호 감독의 영화 〈괴물〉에서 주인공 괴물을 탄생시키는 오염물질로 등장하기도 했던 유독 물질이다. 영화에서 보면 미군 군속의 명령에 의해 포르말린(포름알데히드를 40% 가량 희석시킨 수용액) 수백 병이 한강에 버려지게 되고, 이로 인해 괴생물체가 탄생하게 된다.

그렇다면 포름알데히드는 어떤 물질일까? 주로 포르말린 형태로 쓰이지만 휘발성이 강해 공기 중으로 포름알데히드가 나온다. 포름알데히드는 집, 가구, 옷, 생활용품 곳곳에 들어 있다. 벽지나 비닐장판, 목재가구, 생활용품인 프린터용 잉크, 본드, 살충제, 탈취제, 합성세제, 화장지 등에도 포름알데히드가 들어 있다.

페인트 역시 톨루엔, 포름알데히드, 납, 비소, 카드뮴, 수은 등의 중금속과 유해물질을 방출하는 실내 오염원이다. 톨루엔은 신경 독성 물질로 아토피 피부염을 악화시키는 역할을 하며 밀폐된 공간에서 사용할 경우 생명을 위협한다.[53]

목재 가구들도 만만치 않은 독성을 자랑한다. 새집증후군에 이어 새가구증후군이란 말까지 등장하는 것도 이런 이유에서다. 가구는 일단 만드는 과정에서 문제가 발생한다. 나무는 생산 과정에서 방부제, 광택제 등이 사용된다.

실내 오염에 대처하는 법

먼저 완전히 건조하지 않은 시멘트와 페인트가 있는 건물이라면 입주하지 말아야 한다. 만약 급하게 입주해야 할 상황에 처했다면 '베이크 아웃(bake-out; 데워서 없애기)'이란 방법을 사용할 수 있겠다.

입주하기 4~5일 전부터 40℃ 정도로 난방을 하면 시멘트와 마감재 등이 마르면서 유해 물질들이 함께 날아간다. 틈 날 때마다 창문을 열어 증발한 화학물질들을 실외로 배출시켜 주면 된다.

그러나 일반 개인이 유해 화학물질과의 전쟁에서 승리하기란 어려운 것이 사실이다. 이럴 때는 전문가의 도움을 받을 필요가 있다. 국내에서 처음으로 실내환경 정화 시스템을 구축한 '반딧불이(www.ezco.co.kr)'는 집먼지 진드기, 곰팡이, 미세먼지, 유해 화학물질(포름알데히드, 벤젠) 등 건강을 위협하는 실내유해 요소를 제거해 준다.

첨단 장비를 기반으로 만든 과학적 시스템과 인체에 무해한 약재와 오존 등을 적절히 활용하고 있어 새집증후군이나 아토피 등 실내 환경에서 비롯되는 각종 질환을 예방하는 데 도움이 된다.

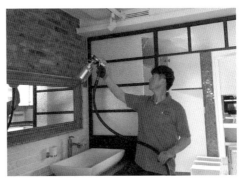

((•)) 실내 화학물질을 제거하기 위해서는 전문가의 도움이 필요하다(반딧불이 양평점 이현우 대표).

목재는 플라스틱과 달리 썩거나 벌레가 먹을 수 있기 때문에 포르말린에 6개월 이상 담궈 놓아야 한다.

아토피 피부염에 인기가 높은 편백나무로 만들어진 가구나 배게 등도 일부는 이런 과정을 거쳤다고 봐야 한다. 아토피 피부염에 좋다고 하여 선택한 가구가 오히려 아토피를 악화시키는 결과로 이어질 수 있기 때문에 신중한 선택이 필요하다.

인공향료는 환경호르몬이다

방향제 하나쯤 없는 가정은 드물다. 그런데 이들 방향제가 환경호르몬이 주성분이라면 어떻겠는가? 방향제의 주성분인 프탈레이트는 다양한 소비재 제품의 냄새와 색깔을 유지하는 데 있어 반드시 필요한 물질이다. 유연성을 지닌 플라스틱 제품이나 향수, 매니큐어, 립스틱, 헤어 스프레이, 방향제, 세탁 건조기용 유연제 등 거의 모든 화학물질에 포함되어 있다.

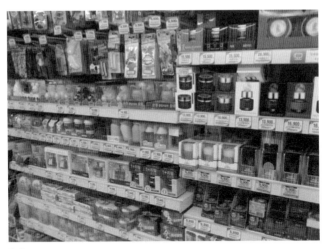

((•)) 방향제의 주성분은 환경호르몬인 프탈레이트이다.

　심지어 어린이용 장난감에서도 다량의 프탈레이트가 발견되고 있다.[54] 임산부가 프탈레이트에 과다 노출되면 이후 태어난 아이의 지능지수(IQ)가 또래보다 낮아질 수 있다는 연구 결과도 있다. 미국 컬럼비아대 메일맨 보건대학원과 질병통제예방센터(CDC) 산하 국립환경보건연구소(NCEH) 공동 연구진이 뉴욕 시내에 사는 저소득층 여성 328명과 이들의 자녀를 '7년간 장기 추적' 조사한 결과, 프탈레이트계 화학물질에 노출된 수치가 높은 여성의 자녀는 이 물질에 낮게 노출된 여성의 자녀보다 IQ가 평균 7점 낮았다고 한다.

　놀라운 점은 모든 수치가 이들 물질의 미국 내 허용 기준치 이내였다는 것이다. 허용 기준치를 준수했다고 해서 안전하다고 믿을 수 없다는 사실을 여기서도 알 수 있다. 연구팀은 임산부에게 방향제나 세탁기용 섬유유연제 시트 등의 냄새에 노출되는 것을 피할 것을 권했다. 또한 음식을 플라스틱 용기에 담아 전자레인지에 데우는 행위를 피하도록 당부했다.[55]

사실 향료 산업은 처음부터 화학 산업에서 시작되었다. 본래 천연의 물질에서 추출되던 향료는 엄청난 노동력과 비용으로 인해 대중화할 수 없었다. 꽃 한 송이의 무게는 약 2g, 1kg의 천연 향료를 만들기 위해 2백만 개의 꽃 즉, 4천kg의 꽃들이 필요했다. 합성 향료의 개발이 향수의 대중화에 절대적이었음을 짐작할 수 있다.

합성 향료의 시대가 본격적으로 열린 것은 20세기 초라 볼 수 있다. 독일의 화학업체에서 화학물 합성 과정에서 우연히 '메틸에스테르'가 생성되면서부터라고 한다.[56] 제2차 세계대전이 끝난 후 가공식품의 판매가 급증하게 되면서 빵, 과자, 사탕, 청량음료 등 거의 모든 가공식품에는 인공 향료가 첨가되었다.

패스트푸드 체인점들이 전 세계로 확장되면서 향료 산업은 날개를 달게 된다. 향료 산업은 식품 생산에 엄청난 영향을 주고 있으며, 마침내 아이들을 진짜보다 인공의 향과 맛을 더 좋아하게 만드는 데 성공했다.

향료 회사들은 어른용 식품과 어린이용 식품의 향을 달리한다. 어른용 식품에 넣을 첨가제를 만들 때는 가능한 한 천연과 비슷한 맛을 내려 노력한다. 어른들은 천연의 맛이 익숙하기 때문이다. 반면 천연의 맛을 알지 못하는 아이들의 입맛은 처음부터 인공의 맛으로 길들여버렸다.[57]

인공 향료는 아이스크림, 과자, 청량음료 등 거의 모든 가공식품에 들어간다고 봐도 무방하다. 아이들이 즐겨 먹는 가공식품의 성분표를 유심히 읽어 보라. 워낙 작은 글씨로 인쇄되어 있어 어지간하면 읽기도 힘들다. 고객이 읽어 보는 것이 마땅치 않은 제조사의 의도가 있지 않고서야 그렇게 작은 활자로 인쇄해 놨을 리 없다. 돋보기를 준비해서라도 한 번쯤은 읽어 보기를 권하고 싶다. 인공 딸기향, 인공 포도향, 인공…… 인공 ○○향에는 딸기나 포도가 모기 눈알만큼도 들어가 있지 않다. 일일 허용 기준치라는 자기들만의 잣대를 이용하여 만든 화학물질들만이 들어가 있을 뿐이다.

향수는 아이에게 독이 된다

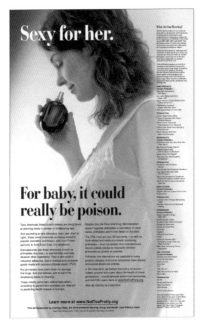

"Sexy for her. For Baby, it could really be poison(그녀에게는 성적 매력을 줍니다. 아이에게 이 향수는 독이 될 수 있습니다)."

2002년 미국 『뉴욕타임스(The New York Times)』에 실린 전면광고다. 보고서 「너무 예쁘지 않게(Not Too Pretty)」의 발표와 함께 실린 이 광고에는 프탈레이트가 들어 있는 향수들의 이름이 명시되었으며, 가장 많은 종류의 프탈레이트가 들어 있는 향수를 광고 이미지로 사용했다. 이 보고서에 따르면 세계적으로 유명한 브랜드의 헤어스프레이, 방향제, 헤어젤, 바디로션과 여러 종류의 향수 등 72개 제품 가운데 4분의 3에서 프탈레이트가 발견되었다고 한다. 보고서에 따르면 가임기 여성에게서 놀라운 수준의 독성 화학물질이 발견되었다고 한다. 58)

유럽에서 조사된 내용도 미국과 비슷하다. 유명 방향제, 향수, 헤어스프레이, 무스, 젤의 79%가 프탈레이트를 포함하고 있었으며, 그 중 반 이상이 2종 이상의 프탈레이트를 포함하고 있었다.

이 같은 물질들이 인체에 좋지 않은 영향을 미친다는 연구 결과는 어렵지 않게 찾아볼 수 있다. 2013년 영국 일간지 『데일리메일』에 따르면 켄트앤드캔터버리병원의 피부과 컨설턴트 스잔나 바론 박사는 향기 제품에 노출된 사람 중 3분의 1이 건강에 부정적 영향을 받고 있다며 특히 접촉성 알레르기가 가장 주된 질병이라고 밝혔다. 향초나 방향제 등 향기가 나는 제품이 알레르기나 천식, 편두통의 원인이 될 수 있다는 것이다.

바론 박사에 따르면 알레르기 반응은 제품을 사용한 직후 나타나지 않는다고 한다. 특정 향기 제품에 대해 알레르기 반응이 없다고 해도 오랫동안 사용하면 어느새 알레르기 반응이 나타날 수 있다고 한다. 향기가 있는 화장지나 타올 등으로부터도 영향을 받을 수 있기 때문에 주의할 필요가 있다.

바론 박사는 "향수나 향기가 나는 샴푸 및 샤워젤 등을 지속적으로 사용하면 천식이 더욱 심해지며, 두통의 원인이 되기도 한다"고 조언한다. 가정에서 일반적으로 사용하는 향기나는 제품은 모두 주의해야 하며, 특히 어린이가 있는 가정에서는 향기가 짙은 제품들은 가급적 사용을 자제해야 한다.

인공 향료와 관련된 거의 모든 부분에서 문제가 있다고 봐도 무방하다. 젊은 여학생들이 지나갈 때마다 느껴지는 상큼한 냄새는 기분을 좋게 하는 것이 사실이다. 하지만 그 학생은 하루 종일 화학물질 속에서 숨 쉬고 있는 셈이다.

냄새를 없애기 위해 뿌리는 섬유 탈취제나 방향제에도 1급 발암 물질이 포함되어 있다. 환경부 조사 결과에 따르면 시판 중인 방향제와 탈취제 42개 제품에 대한 위해성 평가 결과, 1급 발암물질로 취급이 제한된 포름알데히드 등 14종 화학물질이 검출됐다.59) 바퀴벌레 약이나 모기향 등에도 프탈레이트 외에 노닐페놀, 솔벤트, 자일린, 사이퍼메트린, 퍼메트린 등의 성분이 들어 있다.

냄새를 제거하거나 향기를 내는 탈취제나 방향제 등 인공 화학물질로부터 자유로워질 수 있는 방법은 없다. 다만 노출을 줄이는 것이 최선이다.

기름방울들이 실내를 떠돈다

실내 오염의 또 하나의 주범은 기화된 식용유 등이다. 부엌에서 기름으로 생선을 구울 때나 부침개를 해 보면 얼마나 많은 기름이 튀는지 알 수 있다. 실내에 냄새가 가득 차 있다는 것은 기화된 기름이 공기 중에 떠다니고 있다는 것을 의미한다. 공기 중에 떠다니는 기름이 얼마나 유해할지는 중국 음식점 주방의 환풍기를 떠올려 보면 짐작할 수 있을 것이다. 시꺼먼 기름 때로 범벅이 된 환풍기는 돌아가는 것이 신기할 정도로 오염되어 있다.

기름을 많이 사용하는 중국 요리의 특성상 요리 과정에서 오일이 기화될 수밖에 없고, 그것이 환풍기를 통해 바깥으로 빠져나가며 날개에 묻게 되는 것이다.

그렇다면 공기 중의 산소와 결합한 기름이 호흡기를 통해 인체에 들어오면 어떤 결과를 낳을까? 기름은 높은 온도를 가하면 강력한 발암물질로 변한다. 음식물을 볶거나 튀기는 일에 종사하는 사람은 가열된 기름에서 발생되는 화학물질을 마시게 된다. 기름에 볶고 튀기는 요리가 많은 중국에선 실내 초미세먼지가 10㎍ 증가할 때 여성 폐암 발병 위험이 45% 높아진다는 연구 결과도 있다.

고온의 기름에 튀기는 요리를 하게 되면 발암물질들이 기도를 통해서 인체로 들어가게 되고, 이들은 기도 상피세포를 자극하게 되고 결국은 폐암을 발생시키는 원인이 되는 것이다. 아마도 중국 음식점의 요리사나 닭을 튀기는 일을 오랫동안 해 온 분들의 경우 호흡기질환이나 폐암 등의 발병률이 높지 않을까 한다.

중국 베이징시 외사업무 담당자가 "중국인들의 요리 방식이 스모그의 주범인 초미세먼지 발생에 적지 않은 공헌을 하고 있다. 시민들도 정부의 공기 질 개선 조치에 협조해 달라"고 기자 회견에서 말했다가 곤혹을 치른 바 있다.

2013년 베이징 지역의 유력 신문인 『신경보』가 중국 요리 방식이 진짜 초미세먼지를 발생시키는지 실험에 나섰다. 감자를 기름에 튀기자 수치가 5분 만에 $272㎍/m^3$ 까지 올라갔다. 세계보건기구 기준치($25㎍/m^3$)보다 10배 이상 높다. 가지를 기름에 볶은 지 5분 만에 수치가 $787㎍/m^3$까지 수직 상승했다. 세계보건기구 기준치보다 무려 30배 이상 높은 수치이다.

국내에서도 비슷한 실험이 진행되었는데, 그 결과 역시 비슷했다. 일반 가정에서 쇠고기를 볶아 미역국을 끓이고, 생선도 굽고, 아이들이 좋아하는 돈가스도 만들었다. 세 가지 요리를 하는 동안 초미세먼지 농도가 요리 전 7㎍에서 208㎍으로 30배 가량 치솟았다. 배출 성분도 치명적이었다. 자동차 배기가스에서 주로 나오는 이산화질소가 기준치의 3배에 달했고, 발암물질이 엉겨 붙은 블랙카본은 요리 전보다 13배, 호흡을 방해하는 일산화탄소도 4배가 급증했다.[60]

일본에서는 뚜껑이 없는 튀김 솥의 사용을 금지하고 있다. 가정에서 흔히 사용하는 식용유는 빛이나 열이 가해지는 순간, 과산화물질로 변하게 되고, 인체에 유입되면 격렬한 작용을 일으킨다. 끓으면서 산화한 기름이 호흡기를 통해 몸속으로 들어오면 그 입자가 매우 미세하기 때문에 세포의 DNA를 손상시키고, 면역 기능을 떨어뜨려 노화를 촉진하고, 나아가 암의 요인이 되기도 한다.

닭강정을 만드는 아르바이트를 하는 청년이 상담을 한 적이 있다. 식용유에 닭을 튀기고, 양념에 뒤섞는 일을 하는 것이 이 청년의 일이었다. 아르바이트를 한 지 한 달이 지나자 온 몸에 뾰루지가 솟아나더니 점점 더 심해진다는 것이었다. 하루 종일 밀폐된 공간에서 기화된 식용유를 들이마시다 보니 몸이 견뎌내지 못할 지경에 다다른 것이었다. 당장 아르바이트를 그만 두고 다른 일을 찾을 것을 권했다. 오래하면 암으로 나아갈 가능성이 매우 크다고 판단되었기 때문이다. 자미원 겔만 발라서는 한계가 있다. 체내에 축적된 독소가 완전히 사라지려면 어느 정도 시간이 지나야 한다. 이 학생은 6개월 정도가 지나서야 뽀루지가 사라지고 온전한 피부로 돌아왔다.

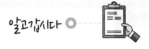

알고갑시다

화학물질 피해를 줄이는 6가지 방법

첫째, 말랑말랑한 플라스틱 제품은 프탈레이트가 포함되었을 가능성이 매우 높다. 그런 장난감은 절대 아이에게 주어서는 안 된다.

둘째, 플라스틱 용기에 아이들의 음식을 담아 전자레인지에 데우면 안 된다. 유리 제품을 사용하는 것이 좋다.

셋째, 방향제는 사용하지 않는 것이 최선이다. 화장실이나 주방의 냄새를 없애기 위해 놓은 방향제에서 냄새보다 더욱 유독한 화학물질이 방출된다. 특히 밀폐된 공간인 차량 내부의 경우 그 피해는 더욱 심각하다. 일부 운전자들은 차량에서 냄새가 난다고 방향제나 향수를 뿌리기도 하는데, 이는 자해 행위이다. 차량 내부에서는 톨루엔이나 벤젠 같은 물질이 도로보다 더 많이 검출되는데, 이들은 폐에 도달할 확률이 실외의 그것보다 1천 배나 높다고 한다.

넷째, PVC 플라스틱으로 만든 제품은 피하고, PVC 무첨가, 방향제 무첨가 표시가 된 제품을 사용한다.

다섯째, 향이 강한 헤어 제품, 화장품, 향수 등은 가급적 피하는 것이 좋다. 특히 임산부나 결혼을 앞둔 여성들은 사용하지 않는 것이 바람직하다. 임산부의 양수에서 샴푸 냄새가 날 정도로 인체 침투가 심각하다.

여섯째, 최소 하루 30분 이상 창문을 열어 자연 환기를 시켜야 한다.

뱃속부터 관리하는 아토피 예방

엄마와 아이는 한 몸이다

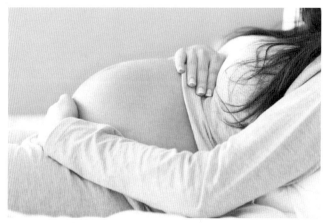

((•)) 생명의 탄생은 신비롭다. 하지만 엄마의 자궁도 아이를 보호하지 못하는 세상이 되었다.

산모와 태아를 이어 주는 것이 탯줄이다. 어머니는 탯줄을 통해 산소와 양분을 태아에게 전달하고, 태아는 이산화탄소와 노폐물을 어머니에게 전달한다. 둘은 한 몸으로 이어져 있지만, 혈액이 섞이지는 않는다. 혈액이 섞이지 않기 때문에 산모가 세균에 감염되어도 태아는 안전하게 지낼 수 있다. 산모가 흥분 상태가 되어 아드레날린 같은 호르몬이 분비되어도 태반을 통과하면 그 활성이 현저히 약해진다. 모두 태아를 온전하게 지켜내기 위해서이다.

그렇다면 탯줄은 태아에게 유해한 모든 물질을 걸러낼

수 있을까? 물론 아니다. 산모가 술을 마시거나 담배를 피우면 니코틴과 알코올은 아무런 장애 없이 태반을 통과해 태아에게 전해진다. 세균은 통과하지 못하지만, 이보다 작은 바이러스는 태반을 손쉽게 통과할 수 있다.

임신 중 알코올 섭취는 선천성 심장 질환, 소뇌증, 손발가락 기형, 안면 기형과 연관돼 있다. 흡연도 태아의 신경 발달 기형과 심장 기형을 가져온다. 많은 양의 방사선에 노출되는 경우에도 소뇌증, 심장 등의 내장 기형에 영향을 미치므로 임신 중 방사선 촬영은 가급적 피해야 한다.

임신 중 먹는 감자튀김은 어떨까? 임산부가 감자튀김과 같은 음식을 많이 먹는 것은 태아에게 흡연만큼이나 나쁘다. 유럽환경역학연구소는 "임신한 여성이 감자튀김, 튀긴 과자와 같은 정크푸드를 많이 먹으면 태아의 영양 발달이 제대로 되지 않아 미숙아로 태어날 가능성이 크다"고 밝혔다.[61]

이 같은 결과가 나온 원인은 감자에 있는 것이 아니다. 음식물의 조리 과정에서 생성되는 화학물질 '아크릴아미드' 때문이다. 아크릴아미드는 고온에서 튀긴 탄수화물 식품에 많이 들어 있는 발암물질로 접착제, 도료, 합성섬유 등의 원료로 사용되기도 한다. 아크릴아미드는 태아의 신경 발달을 늦춰 신체와 뇌 성장을 억제하는데, 일상적으로는 튀긴 음식을 통해 인체로 유입된다.

존 라이트 브래드퍼드 건강연구소 교수는 "이번 연구로 아크릴아미드의 유독성도 짐작할 수 있다. 아크릴아미드의 악영향은 흡연이 태아에 미치는 영향과 비견될 만하다"고 밝혔다. [62]

엄마가 먹는 것은 아이가 먹고, 엄마가 숨 쉬는 공기도 아이에게 그대로 전해진다. 엄마의 뱃속에 있을 때도 그렇지만, 이들이 세상에 태어난 이후에도 체내에 축적된 유해물질은 따라 다닌다.

미국 켈리포니아대학 히더 볼크 교수의 연구에 따르면 '도로 주변에 사는 아이가 디젤 연소분전에 지속적으로 노출되면 천식과 아토피 피부염, 알레르기 비염 등의 발병 가능성이 높아진다'고 한다. 도로변 오염 물질은 아이들 신경발달에도 영향을 미쳐 자폐증과 주의력결핍 과잉행동장애(ADHD)까지 일으킨다고 알려졌다. 산모의 집이 고속도로와 가까울수록 자폐증이 발생할 위험도가 2배 가량 높았으며, 임신 3분기(28주~출산)에는 자폐증 발생 위험도가 2.22배 더 높았다. [63]

엄마를 둘러싼 모든 환경은 아이에게 그대로 전달된다는 것을 잊지 말아야 한다. 엄마가 먹는 것, 입는 것, 사용하는 물건, 숨 쉬는 공기까지 아이에게 그대로 전달된다. 엄마가 어떤 음식을 먹느냐에 따라 아이는 맵고 자극적인 음식을 좋아하게 될 수도 있고, 인스턴트 음식이나 패스트푸드를 즐기게 될 수도 있다는 말이다.

양수가 오염되면 아이도 위험하다

양수는 세상에서 가장 깨끗한 물이다. 양수를 품은 자궁은 아기에게 있어서는 최상의 보호막이며 안전하게 지켜 주는 집이다. 아기가 태어난 후 얼마나 건강하게 자라느냐 하는 것은 양수에 달려 있다.

그런데 요즘 여성들이 단맛을 좋아하다 보니 임산부의 양수가 단물로 바뀌고 있다고 한다.[64] 양수는 본래 소금물이다. 자궁 속의 양수는 태아가 세균이나 질병에 감염되지 않도록 막아 주고, 건강하게 자라게 하는 역할을 한다. 요즘 임산부들이 아이스크림, 팥빙수 등 달콤한 음식만 찾다 보니 양수가 단물이 되고 있다는 것이다.

자연건강연구가 강순남 씨는 "소금물 속에서 자라야 할 태아가 단물에서 그 물을 먹고 자란다면 어떻게 되겠는가. 아이들의 아토피 피부염도 이와 무관하지 않다"고 주장하며, 계속해서 "열 달 동안 다디단 양수 속에서 자라온 아이들의 피부가 온전하리라고 생각한다면 그것이 문제"라고 말한다.[65]

임신한 이후에만 조심한다고 해결될 문제가 아니다. 많은 여성들이 임신 전에 피우던 담배나 술을 끊고, 음식물도 가려 먹는 열정을 보여 주지만, 이에 대한 관리는 결혼 이전부터 해야 한다. 이런 오염은 임신 이전부터 어머니의 몸속에 축적되어 온 화학물질에 의해 영향을 받는 것으로 조사되었기 때문이다. 이와 함께 아버지의 정자에 숨어 있는 화학물질에 의한 오염도 수태 단계부터 시작될 수 있다고 한다.

충격적인 것은 태아들은 자궁에서부터 합성 화학물질을 흡수한다는 점이다.

연세대 김현원 교수가 MBC와 함께 부산에 있는 유치원의 학부모를 대상으로 한 조사에서도 비슷한 결과가 나왔다. '임신 중에 콜라와 같은 청량 음료나 커피 같은 자극성 음료를 많이 마셨다고 밝힌 어머니'에게서 태어난 아이의 경우 대부분 심한 아토피 증세를 보였다.

탄산 음료를 하루 1병 이상 마셨다는 산모의 경우 60%의 아이가, 하루 1병 이하의 탄산 음료를 마신 산모의 경우 26%의 아이가 아토피 증세를 보였다는 것이다. 김 교수는

"이는 우리가 마시는 물이 양수에 직접적인 영향을 주고, 태아에게도 매우 구체적인 영향을 미친다는 것을 증명한다"고 강조했다.[66]

김 교수는 심한 아토피 증상을 보인 아이들의 머리카락을 분석했다. 그 결과 대부분이 수은, 카드뮴, 납, 알루미늄 등 중금속에 오염되어 있었다. 엄마들의 양수를 조사한 결과, 모든 산모의 양수에서 높은 수준의 중금속이 관찰되었다. 태아의 중금속 오염도와 양수의 중금속 오염도는 거의 같은 패턴을 보였다.

중금속에 오염된 양수에 노출된 아이는 아토피 피부염으로 연결될 수 있다. 이 결과들은 아토피 피부염이 태내에서 시작되고 있다는 충격적인 사실을 말해 주고 있다.

태아는 태내에서 입으로 양수를 '마셨다 뱉었다'를 반복한다. 이 과정에서 산모의 몸속에 축적되어 있던 유해 물질들을 들이마실 수밖에 없다.[67] 아이가 건강하게 자라나기를 원한다면 평소 좋은 음식을 먹는 습관을 가질 필요가 있다. 특히 임신 중에는 건강한 야채를 중심으로 식사를 하고, 과자나 설탕이 들어간 청량 음료, 외식, 야식 등은 삼가는 것이 좋겠다.

저체온이 아토피를 부른다

인체의 면역 체계는 체온과 밀접한 관계가 있다. 체온 1℃
에 따라 면역력은 크게 달라진다. 1℃는 큰 의미가 없는 것
처럼 보이지만 에너지대사나 효소 활동 등에 영향을 미치
게 된다. 인체가 차가워지면 모든 것이 수축한다. 여성들은
그로 인해 생리 불순도 되고, 혈류 순환 자체가 울혈이 되
면 생리통이라든가 불임 등 문제를 일으킬 수 있다.

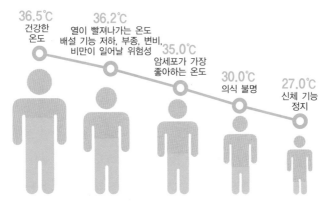

((•)) 체온의 변화와 인체 상태

일본의 면역학 권위자인 아보 도루는 "체온이 1℃ 떨어
지면 백혈구의 활동이 자그마치 30%나 떨어지기 때문에
면역력 또한 30% 떨어진다고 볼 수 있다. 인체의 생명 유지

활동은 열 에너지에 의해 이루어지는데, 저체온이 되면 혈액의 흐름이 둔해지고, 몸속의 활동 능력도 떨어진다"고 한다.[68] 에너지는 혈액을 타고 온 몸으로 운반되는데, 순환이 원활하지 않으면 에너지 공급이 안 되고, 에너지 공급이 안 되면, 체온이 떨어지게 되는 악순환에 빠지게 된다는 것이다.[69]

저체온이 되면 심장의 혈류량이 떨어지게 되고, 이에 따라 소화 기능도 저하된다. 이는 음식물 흡수에 지장을 주고 이것이 장기화되면 만성질환이 된다. 또한 저체온은 암을 유발하는 주요 원인 중 하나로 알려져 있다. 암이나 당뇨, 저혈압, 심장질환은 저체온증과 밀접한 관련을 맺고 있다. 매사에 의욕이 없고 게으르며 특별한 병명이 없어도 몸이 쑤시거나 아프다. 암세포는 35℃에서 가장 많이 증식하고 39.3℃ 이상이 되면 죽는다. 다시 말해 저체온, 즉 몸의 냉기가 암을 만드는 커다란 요인이 되는 것이다.

반대로 체온이 1℃ 올라가면 면역력은 5배 증가한다. 체온이 올라가면 혈액의 흐름이 좋아지고, 효소 작용이 활발해진다. 혈액의 흐름이 원활하면 백혈구나 림프구의 흐름도 좋아져 같은 수의 백혈구나 림프구라 하더라도 능률이 크게 향상되는 것이다.

그런데 문제는 현대인의 체온이 점점 낮아지고 있으며,

이것이 아토피와 관련이 깊다는 사실이다. 체온이 내려가면 면역력이 떨어지게 되고, 면역력이 떨어지면 아이들에게 아토피나 알레르기 질환이 증가하게 된다. 더욱 심각한 것은 아이의 저체온증이 엄마 뱃속에서 시작되었을 가능성이 높다는 점이다.

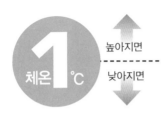

체온 1℃

높아지면
• 면역력 500% 증가
• 혈액 순환 증가
• 효소 작용 활발

낮아지면
• 면역력 30% 감소
• 암세포 성장, 천식,
  유해 세균 증가
• 아토피, 알레르기 증가

((•)) 체온이 1℃ 올라가면 면역력은 5배 증가한다. 반면 체온이 낮아지면 면역력이 30% 감소하고, 아토피 등 질환이 증가한다.

엄마의 체온이 낮으면 뱃속에 있는 아이의 체온이 떨어지는 것은 당연한 일이다. 아이의 체온이 떨어지면 면역력이 떨어지게 되고, 아토피 피부염에 걸릴 확률이 그만큼 높아진다. 세상에 태어나서도 마찬가지다. 면역력이 약화된 상태에서 태어나면 각종 질환에 노출될 가능성이 높아진다. 이 같은 상황에서 체온이 낮은 엄마가 36.5℃ 이하의 모유를 아기에게 먹이게 되면, 아이의 체온이 낮아지게 되고, 결과적으로 아이의 면역력은 더욱 떨어지게 된다.

체온이 낮은 엄마로부터 태어난 아이는 대개 마르고, 기운이 약하다. 자라면서 충격을 받거나 스트레스를 받으면 몸이 차가워지고 허약해진다. 음식물도 소화를 잘 못 시키고, 소화가 잘 안 되면 몸이 차가워지고, 손과 발도 굳어진다. 이런 증상을 가진 아이들은 차가운 아이스크림이나 청량음료보다 항상 따뜻한 차나 음식을 먹도록 해야 한다. 뱃속을 따뜻하게 하여 순환이 잘 되도록 해 주고, 실내보다는 야외에서 뛰어놀도록 하는 것이 좋다.

스마트폰은 아토피를 악화시킨다

지하철을 이용하다 보면 스마트폰으로 놀고 있는 아이들을 어렵지 않게 볼 수 있다. 스마트폰 보급이 늘면서 스마트폰을 이용하는 연령이 점차 낮아지고 이용 시간도 많아지고 있다고 한다.[70]

스마트폰의 문제 가운데 가장 심각한 것은 전자파라 할 수 있다. 성인들도 스마트폰을 호주머니에 넣고 다닐 때 피부가 가렵거나 긴 통화 때 얼굴이 화끈거리고, 머리가 아픈 증상을 경험하고 있다.

세계보건기구(WHO) 산하 국제암연구소(IARC)는 이미 2011년에 휴대전화 등 무선통신 기기에서 발생하는 전자파를 발암 유발 물질로 분류했다. 매일 30분 이상 10년 이상 휴대전화를 사용한 사람은 그렇지 않은 사람에 비해 뇌종양과 청신경증 발병률이 40% 이상 높다고 발표한 바 있다. 미국 피츠버그 암연구소 책임자가 2008년 교수진에게 보낸 서신에, '나는 휴대폰과 암과의 관련 자료가 충분하며, 휴대폰 사용에 대한 예방적인 권고를 해야 한다고 확신한다'고 언급하고 있다.[71]

어린이가 휴대전화 전자파에 노출됐을 때 가장 걱정해야 할 질환은 바로 뇌종양이다. 전자파는 성인보다 아이들을 더 좋아한다고 한다. 어린이는 체내 수분이 성인보다 많기 때문에 전자파에 더욱 많은 영향을 받는다. 2012년 한국전자통신연구원(ETRI)은 "어린이가 성인에 비해 휴대전화의 전자파를 더 많이 흡수하며, 휴대전화 사용이 많은 어린이의 주의력결핍 과잉행동장애(ADHD) 가능성도 더 높게 나타났다"는 조사 결과를 공개했다.[72]

이 연구에 따르면 어린이의 전자파 흡수량은 성인보다 1.5배 높았다. 강한 전자파에 장기간 노출되면 인체 내에 유도전류가 형성돼 호르몬 분비 체계나 면역세포 등에 영

향을 미칠 수 있다. 그 결과 두통이나 수면 장애, 기억력 상실 등의 증상이 나타날 수 있다.[73]

휴대전화가 숙면을 방해하는 이유는 전자파가 뇌의 스트레스 체계를 자극해 신경을 곤두서게 하기 때문이다.

전자파는 멜라토닌의 분비를 방해하기 때문에 스마트폰이 켜져 있으면 숙면을 취하기 어렵다. 스마트폰은 통화 중이 아니라도 계속 전자파를 발산하기 때문에, 머리맡에 두고 자는 것은 절대 금물이다.

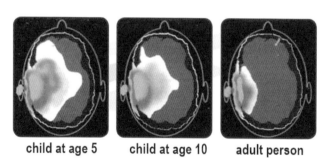

child at age 5   child at age 10   adult person

((•)) 전자파로 인해 뇌에 받는 악영향은 나이가 어릴수록 심해진다.

전자파는 아토피 피부염 증상을 악화시키는 원인이 되기도 한다. 인체는 면역 체계를 손상받게 되면 건강한 상태를 유지할 수 없다. 전자파는 우리 몸을 건조하게 하고 가려움증을 유발하는 요인이 된다. 아토피 피부염이 있거나,

이를 예방하기 위해서는 컴퓨터를 장시간 사용하거나 스마트폰을 가까이 두는 것은 피해야 한다. 물론 어린이나 유아의 경우는 아예 사용하지 않도록 해야 한다. 교육상으로나 건강상으로도 그것이 현명한 선택이다.

예방접종, 부작용을 먼저 챙겨라

"현명한 부모라면 예방접종 챙기세요!"

아이의 예방접종을 제대로 못 챙기면 '혹시 우리 아이가 무서운 질병에 노출될까' 하는 우려에서 자유로울 수 있는 부모는 없다. 자칫 잘못하면 현명하지 못한 부모가 되기 십상이다.

그런데 '예방접종은 반드시 해야 하는가'에 대한 의문도 가져보아야 하지 않을까? 예방접종은 부작용이 없을까? 정말 현명한 부모라면 부작용까지 챙겨야 하지 않을까?

정말 기이한 것은 의료기관이나 정부가 백신의 부작용에 대한 정보를 공개하지 않는다는 점이다. 부작용이 발생할 수 있다는 사실조차 알려주지 않는 경우가 많다. 부모들은 부작용이 발생해도 그 원인이 백신에 있었다는 사실을 알 수 없다. 아니, 부작용이 있다는 사실조차 대부분 모른다. 특히 대표적인 부작용이 아토피라는 사실은 더더욱 알지 못한다.

'안전한 예방접종을 위한 모임(www.selfcare.or.kr)'이 탄생한 것도 이런 이유에서다. 이 모임은 백신의 안전성과 부작용에 대한 정보를 나누기 위해 엄마들이 직접 만든 공간이다. 모임을 만든 차혜경 씨는 아이들을 통해 백신의 부작용을 직접 겪었다고 한다. 간호학 박사이기도 한 차혜경 씨였지만, 아이들의 황달, 발진, 아토피, 경련 등의 증상들이 백신 부작용이라고는 생각하지 못했다고 한다. MMR 접종 후 아이는 옹알이를 멈추었고, 막 걷기 시작하던 걸음도 멈췄다. 그녀는 원인을 찾던 중 아이가 아팠던 모든 질병의 발생 시점이 백신 스케줄과 정확히 일치한다는 사실을 발견했다. 이후 그녀는 『예방접종 어떻게 믿습니까』라는 책을 번역, 백신 부작용에 대해 알리고 있다.

차혜경 씨의 경험을 장황하게 언급한 것은 아토피 아이를 둔 엄마들의 경험과 매우 유사하기 때문이다. '백신'에 대해서는 상상조차 하지 못하고 있다. 필자 역시 『아토피 완전정복』을 집필할 때만해도 백신 부작용이 아토피와 이토록 깊은 관련을 갖고 있는지에 대해 알지 못했다.

그런데 책이 나온 후 많은 엄마들과 대화를 나누는 과정에서 백신 부작용 때문에 아토피가 나타난 경우가 의외로 많다는 사실에 깜짝 놀랐다. 진주 엄마의 경우 필자도 처음에는 도무지 원인을 알 수 없었다. 진주 엄마는 결혼 전부터 너무나 관리를 잘해 왔고, 이후에도 철저하게 친환경적인 생활을 해왔기 때문이다. 진주는 극심한 아토피를 겪었는데, 추정되는 것은 백신 외에는 없었다. 진주 엄마의 기억으로도 백신 접종 시기와 아토피 출현 시기가 거의 일치한다고 했다.

필자의 경우는 중학교 다니는 아들이 있는데, 아들에게는 몇 해 전 온 나라를 공포로 몰아넣었던 신종플루 백신을 접종시키지 않았다. 당시는 백신 부작용에 대해 구체적으로 알지 못했지만, 너무나 정치적 행위인 것 같았다.[74]

상식적으로도 납득이 되지 않았다. 독감 바이러스는 수백 종이 있고 해마다 변종이 생긴다. 수백 종이나 되며, 해마다 변종이 생기는 바이러스를 백신으로 잡겠다고 하는 발상부터가 이해되지 않았다. 백신 속에 뭐가 들었는지도 알지 못하는 상황에서 정부 말만 듣고 아이 혈관 속에 이물질을 집어넣을 수가 없었다.

실제로 독감백신은 독감 예방 효과가 거의 없다는 것이 입증되었다. 2011년 영국의 의학저널 『란셋(Lancet)』에는 5707종의 논문과 31종의 보고서를 검토한 연구 결과가 실렸다. 이 자료에 따르면 백신을 접종한 성인 100명 중 15명만이 그 효과를 본 것으로 나타났다. 독감 백신의 98.5%는 효과가 없다는 것도 입증되었다.[75]

차혜경 씨는 "백신 접종은 아이의 인생이 달린 문제다. 백신 접종의 득과 실을 잘 따져봐야 한다. 접종하기로 결정했다면 백신은 독성 화학물질이 들어 있지 않은 제품을 선택해야 한다"고 강조한다.

아이들에게 접종되는 백신에는 수은, 페놀, 포르말린, 항생제, 염산, 에틸렌글리콜 등이 들어 있다. 이들은 하나같이 맹독성 화학물질이다. 태어나자마자 접종받는 B형 간염백신에는 알루미늄과 염산, 수은이 들어 있다. 국내에서 접종되는 백신 중 유일하게 수은이 들어 있지 않은 백신은 녹십자의 헤파박스진TF이다.[76] 접종을 원한다면 의사에게 수은(치메로살) 없는 백신으로 접종해 달라고 요청해야 한다. 일본 뇌염백신에도 포르말린과 수은이 들어 있다. 소아마비백신에도 페놀계 2-페녹시에탄올과 포름알데히드가 들어 있다.

수은에 대한 논란이 일자 제약회사들은 수은 없는 백신을 만들기 시작했다. 하지만 혼합백신인 파상풍, 백일해는 페놀계 2-페녹시에탄올, 알루미늄, 치메로살, 포르말린 등이 여전히 들어 있다. 치메로살은 에틸수은으로 만드는 독극물인데 방부제로 사용된다. 에틸수은은 일본에서도 독극물단속법에 명시한 독성 물질로 지정되어 있다.

에틸수은이 어린아이 몸에 들어가면 어떤 영향을 미칠까? 2000년 미국에서 치메로살에 함유된 수은이 자폐증의 원인 요소라는 보고서가 발표됐고, 2004년에는 일본에서도 치메로살과 자폐증이 관계가 있다는 언론보도가 있었다.

치메로살과 아토피의 상관관계에 대한 연구 결과는 없지만, 분명 관련성은 높다고 본다. 2001년 10월 일본에서 개최된 수은국제회의에서 수은합금 아말감이 아토피의 원인이라는 조사결과가 발표되었다. 300명의 아토피 환자의 치아에서 아말감을 제거한 결과 70%가 개선되었다는 것이다. 이런 결과로 볼 때 수은이 아토피의 주요 원인물질임을 짐작하기란 어렵지 않다.

의사들은 병원을 찾는 부모에게 동시 접종도 요구한다. 간편하다는 이유로 여러 개의 백신을 동시에 접종하는 경우도 흔하다. 이런 동시 접종은 아이들의 몸에 심각한 충격을 주는 행위라는 것을 알아야 한다. 화학첨가물들이 예고도 없이 아이들의 혈관 속으로 들어가기 때문이다. 의사들이 아무리 강요해도, 동시 접종만은 피하는 것이 좋다. 꼭 필요하다고 생각하는 백신을 선택해서 접종하도록 한다. 어느 의사도 부작용에 대해 책임지지 않는다.

아이들의 면역계는 독성물질을 해독하는 능력이 현저히 부족하다. 백신에 포함된 독성 화학물질은 비록 극미량이라도 아이들에게는 치명적일 수 있다. 백신 접종이 늘어날수록 자폐증, 학습장애, 소아당뇨, 유아돌연사증후군, 천식, 아토피 등이 급격하게 늘어난다는 것이 밝혀지고 있다.[77]

MMR(홍역, 볼거리, 풍진) 백신이 자폐증을 유발할 수 있다는 논란이 벌어지자, 많은 부모들이 백신에 대해 의심을 품기 시작했다. 주류 의학자들은 'MMR 백신과 자폐증의 관계를 입증하는 데이터가 부족하다'고 주장한다. 이에 대해 대체의학 운동가 조크 더블데이는 의미심장한 제안을 던진다.

"6세 아동 권장량과 똑같은 양의 표준 백신 첨가제 혼합물을 공개적으로 마신다면 2만 달러를 내놓겠다."

지금까지 어떤 학자나 제약사 회장도 현금을 받겠다고 나서지 않았다. 아이들처럼 혈관 속에 직접 투여하는 것이 아닌데도 말이다.

백신 부작용을 줄이는 방법

결핵, B형간염, DTaP, 소아마비, MMR(홍역, 볼거리, 풍진), 일본뇌염, 수두백신 등은 국가 필수 백신 접종으로 지정되어 있다. 백신 접종으로부터 피해를 최소화하기 위한 방법은 무엇일까? '안전한 예방 접종을 위한 모임'에서 제안하는 '백신 부작용을 줄이는 방법'을 정리하면 다음과 같다.[78] 자세한 것은 모임 홈페이지(www.selfcare.or.kr)에서 정보를 얻으면 도움이 될 것이다.

1. 아이들이 조금이라도 아플 때는 접종을 미뤄야 한다.
2. 태어나자마자 B형간염백신을 선물하지 말자.
3. 백신 부작용을 심하게 겪었던 아이들은 다른 백신 접종도 하지 않는다.
4. 부모를 포함하여, 친척 중에 자폐나 발달장애, 자가 면역질환이 있을 때는 백신 접종을 피하는 것이 좋다.
5. 하루에 여러 개 백신을 동시에 접종하지 않는다.
6. 학교가 백신 접종의 유일한 이유라면 6세 이후에 접종한다.
7. 한국에서는 폐구균, hib, A형간염 백신 접종은 다시 한 번 생각한다.
8. 최소한 백신 접종 며칠 전에 아이에게 어떤 백신 제품이 접종될지 의사에게 물어보라.
9. 아이의 백신 접종 기록을 보관하라.
10. 백신 접종 후 부작용이 일어난다면 천연 비타민이 도움이 될 수 있다.

아토피
치유를 위한
디톡스 10계명

1. 몸을 따뜻하게 하라

"인간의 모든 병은 공해독(독소)과 냉기(火氣不足)에서 비롯된다."

인산(仁山) 김일훈 선생에 따르면 체내에 쌓인 독소와 냉기는 한 쌍이라고 한다. 유해 독소가 인체로 유입되면 피가 탁해지거나 죽은 피가 생기게 되고, 이로 인해 혈액 순환이 원활하지 못하게 되면 내장 기관의 온도가 떨어지게 된다는 것이다. 사람의 몸 안에 독소가 들어오면 혈액이 오염되고, 혈액은 원활하게 순환하지 못한다. 인산 선생은 "우리 몸의 신경, 경락, 혈관 속에 독소(냉기)가 들어와 신체 기관들을 교란하게 되고, 결국 질병을 일으킨다"고 했다.[79]

일본의 신도 요시하루 박사도 "모든 병의 근원은 냉기에 있다"고 주장한다. 그는 본래 이비인후과 전문의였는데, 환자들을 수술로 치료하면 증상이 사라졌다가 금세 재발하는 것을 이상하게 여겼다. 그는 방법을 바꿔 수술 대신 냉기 제거법을 도입한 후 병을 완치시킬 수 있었다고 한다. 그는 "모든 병의 근원은 냉기에 있으며 냉기만 제거해 주면 인체의 자연 치유 시스템이 복원되어 인체 스스로의 힘으로 병을 고칠 수 있다"고 강조했다.

신도 박사에 따르면 콧물이 흘러나오는 것도 체내에 있

는 독소를 밖으로 방출하기 위한 인체의 자연 치유 시스템의 작용이라고 한다. 기침, 땀, 하품, 부스럼, 가려움증 등은 모두 체내의 독소를 밖으로 방출하기 위한 몸부림이라는 것이다.

아토피의 경우도 마찬가지다. 인체에서 배출하려는 독소 가운데 특히 강한 독이 나오는 경우의 증상이 아토피라는 것이 신도 박사의 설명이다. 아토피 증상 자체가 나쁜 것이 아니며, 체내의 독소를 배출하는 과정이라는 것이다. 가려움이 심한 것도 독이 나가려고 하는데 피부의 출구가 좁기 때문에 긁어서 넓혀 달라는 신호로 이해해야 한다. 만약 아토피를 억제하여 체내의 독소가 빠져나가지 못하게 막으면 혈액 질병, 신장 질환, 폐 질환 등이 발생하게 된다고 한다. 결국 아토피는 체내 독소가 원인이고, 그것을 제거하는 것이 치료의 핵심이며, 가장 효율적인 치료법은 독소(냉기) 제거라는 것이다.[80]

신도 박사는 냉기 제거를 위한 방법으로 '따뜻한 성질의 음식을 먹고, 과식을 금하고, 반신욕과 족욕하기'를 권했다. 반신욕을 하는 방법은 욕조에 37~40℃ 사이의 물을 채운 후 엉덩이와 배꼽 아래쪽까지 잠길 정도로 발을 담그는 것이다. 시간은 30분 정도가 적당한데, 머리와 얼굴에서 땀이 나면 된다.

반신욕 효과를 좋게 하기 위해서는 하의를 두껍게 입거나 양말을 신어 하체의 체온을 유지하면 된다. 반신욕을 하게 되면 혈액 순환이 원활해지면서 체온이 상승한다. 또한 땀을 통해 독소가 체외로 배출된다. 몸속에 쌓여 있던 노폐물과 독소를 배출시키고 몸속 냉기 또한 자연스레 제거되는 효과를 누릴 수 있는 것이다.

상황이 어렵다면 족욕으로 대체해도 좋다. 족욕은 반신욕보다는 효과가 덜하지만, 일반 가정에서도 부담 없이 할 수 있는 체온 관리법이다. 족욕은 38~40℃ 정도의 물에 발을 30분 정도 담그는 것이 좋은데, 복숭아뼈에서 5cm 이상 물에 잠기도록 해야 한다. 요즘에는 온도 조절이 자유로운 상품도 많으니 이를 활용하면 될 것이다. 족욕을 하기 전에 천일염 한 스푼을 넣으면 미네랄에 의한 독소 제거 효과를 볼 수 있다.

그런데 아토피 환자의 경우에도 체온을 올려야 하는가에 대해 의문을 제기할 수 있다. 피부는 열이 많아 물기 하나 없는 열사화(熱沙化) 현상까지 나타나며, 한겨울에도 두꺼운 옷을 입지 못하거나 찬 음료를 입에 달고 사는 사람도 많기 때문이다.

그렇지만 이들의 경우 체온 자체가 높은 것이 아니다. 내부가 차가워지는 것을 방지하고 독소를 외부로 배출하기 위해 인체가 스스로 열을 발산하는 현상이다. 우리 몸이 독성을 몰아내기 위해 백혈구 세포를 동원하려고 스스로 발열 현상을 일으키는 것이다.

체온은 어느 날 갑자기 끌어올리기는 어렵다. 몸을 따뜻하게 하는 음식을 상시적으로 활용하는 것이 중요하다. 아이스크림 등 차가운 음식은 가능한 한 피하며, 생강차 등을 하루 3~5잔 이상 복용하면 체온을 올리는 데 큰 도움이 된다. 생강차를 만드는 일도 그리 쉽지만은 않다. 아이들의 경우 생강차를 잘 마시지 못하는 경우가 많다. 이럴 경우 생강진액이나 생강환을 구입해서 먹으면 간단하다. 성인의 경우 둘 다 먹으면 좋고, 아이의 경우 생강환을 먹이면 손쉽게 생강을 먹일 수 있다.

두 아이 모두 아토피 증세를 보인 송민선 씨는 저체온이 주요한 원인이었다. 엄마도 손발이 차서 고생하고 있으며, 아이들의 배를 만져보면 찬 기운이 느껴진다고 했다. 장은 인체의 독소를 해독하는 가장 중요한 기능을 하며, 면역력을 좌우하는 장기라 할 수 있다. 장이 따뜻하면 어지간한 독소도 해독하지만, 장이 차면 독소 해독이 어려워 아토피 증세가 나타나는 것이다. 송 씨의 경우 체온만 올라가도 아토피는 한결 쉽게 치유된다는 것을 확인할 수 있었다. 송 씨의 아이는 2주일이 지나지 않아 증세가 사라졌다. 물론

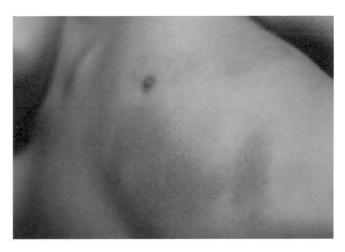

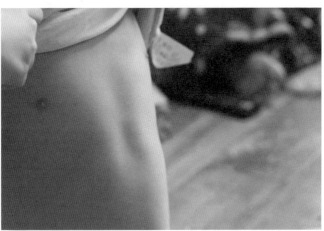

(•) 가슴 위로 나타났던 아토피 증상(위)
체온 관리와 함께 자미원 겔을 바르기 시작한 2주일 후(아래)

체온을 올려 장의 기능을 정상화시키는 것이 가장 중요한 일이다.

2. 천연 비타민을 섭취하라

의학의 발달과는 반대로 현대인의 건강은 지속적으로 나빠지고 있다. 미국 농무성에서는 그 이유에 대해 비타민과 미네랄의 결핍으로 진단하고 있다. 비타민과 미네랄 결핍은 인체에 어떤 영향을 미칠까?

로저 윌리엄스 박사(미국생화학학회 회장)의 '생명의 사슬' 이론을 보면 '사람이 건강하게 살아가려면 8가지 필수아미노산, 16가지 미네랄, 20가지 비타민 등 44가지 필수영양소를 공급받아야 하는데, 이들 가운데 한 가지라도 부족해지면 생명의 사슬이 망가지고, 질병에 걸린다'고 한다.

문제는 현대인이 식생활에서 비타민과 미네랄을 충분히 섭취할 수 없다는 점이다. 영양문제특별위원회 보고서에서도 '비타민과 미네랄의 과잉 섭취는 문제가 되지 않으며, 부족이 문제'라고 지적하고 있다.[81]

그렇다면 방법은 무엇인가? 비타민과 미네랄은 체내에

서 만들어낼 수 없고, 음식물로 공급받기도 어렵다면 보조 식품을 통해 도움을 받을 수밖에 없다.

그렇다면 우리는 어떤 상품을 선택해야 할까? 합성 비타민과 합성 미네랄은 피해야 한다. 합성 비타민은 유전공학의 기술이 동원되어 공장에서 생산된다.[82]

이렇게 만들어진 합성 비타민의 효과는 어떨까? 공장에서 만들어진 합성 비타민이 자연의 물질로 섭취하는 비타민과 같은 작용을 한다고 믿는다면 그것은 큰 오산이다. 자연의 산물이 아니기 때문에 인체는 이들을 독소로 인식하고 거부 반응을 일으킨다.

예나대학의 식품영양학과 게르하르트 교수는 "인체에 영향을 미치는 물질이 식물에만 1만여 개가 있다. 문제는 이들이 어떤 상호 작용 하에 영양소로 흡수되는지 전혀 밝혀내지 못했다는 점이다. 당분간은 상상도 할 수 없는 일"이라고 밝혔다.[83]

그런데 문제는 비타민이 흡수되는가 안 되는가에 있지 않다. 다른 영양소와 고립된 채 하나의 물질만 체내로 흡수될 경우 인체에 악영향을 미칠 수 있다는 점이다. 합성 비타민은 음식물로 섭취하는 비타민과 달리 고립된 하나의 물질이며, 그것이 체내로 유입되면 인체는 유해 독소의 침투로 인식할 수 있다. 인공적으로 만들어진 화학물질들은 체내에 존재하는 수천 개의 자연물질과 상호결합하지 못하기 때문이다.

그렇다면 도대체 어떤 상품을 선택해야 하는가? 대원칙은 자연에 있다. 자연의 물질로 만들어졌는가를 먼저 따진 뒤, 안전성이 확보된 원료로 만들었는지 확인해야 한다. 그리고 필요 영양소와 생리활성 물질을 충족하는 제품인지, 원료에서 완제품까지 과정을 직접 관리하는지, 과학적 근거를 토대로 개발된 제품인지, 섭취 편의성이 좋은 제품인지를 고려해야 한다.[84]

자연의 물질은 온전한 형태 그대로 이용해야 한다. 식물 전체를 사용하기 때문에 단일 물질로 구성된 합성 비타민과 달리 인체 내에서 독소로 인식하지 않는다. 이 속에는 비타민, 미네랄과 섬유질 등 일반에 잘 알려진 영양소뿐만 아니라 많은 식물영양소(Phytochemical)가 함유돼 있기 때문이다. 식물영양소, 즉 피토케미컬은 그리스어로 식물을 의미하는 '파이토(Phyto)'와 화학물질을 뜻하는 '케미컬(Chemical)'을 합성한 말이다.

야채나 과일에는 섬유질과 비타민 외에도 매우 특별한 성분들이 숨어 있다. 1980년대 초반, 과학자들은 식물체 내에 과학으로는 분석할 수 없었던 미확인 물질들이 존재한다는 사실을 알아냈다. 이 물질들은 지금까지 밝혀진 영양 성분과는 분명 다르며, 그것들 못지않게 중요한 역할을 수행하지만, 현대 과학은 아직 그 실체에 대해 밝혀내지 못하고 있다. 학자들은 이 물질을 파이토케미컬(Phytochemical)이라 한다.

식물 영양소는 탄수화물, 단백질, 지방, 비타민, 미네랄 등 5대 영양소와 함께 제6영양소 식이섬유에 이어 제7영양소로 주목받고 있다. 천연의 채소와 과일은 비타민과 미네랄 등 중요 영양소와 함께 2천 500여 종에 이르는 각종 식물 영양소를 갖고 있으며, 인공적으로 만든 합성 비타민이 도저히 추종할 수 없는 자연의 신비로 남아 있다.

건강하게 살고 싶으면 온전한 음식 전체를 먹어야 한다. 자연의 물질이라도 추출하는 순간 독으로 변한다. 자연의 물질은 조화를 이루고 있다. 이 같은 조화가 깨어진 음식(물질에서 추출한 특정 성분)은 음식이 아니라 독(毒)이다.

3. 디톡스는 미네랄에 맡겨라

모든 생명체는 건강하게 살고 싶은 욕망을 꿈꾼다. 건강하게 살려면 어떻게 해야 할까? 자연으로 돌아가는 것이 중

아토피 디톡스가 답이다

요하다. 인간은 자연의 산물이자 자연 그 자체이다. 건강한 삶을 위해서는 자연의 질서를 이해할 필요가 있다.

자연의 질서를 가장 잘 드러내는 것이 물이다. 물은 지구상의 모든 생명체에 없어서는 안 될 물질이며, 생체의 구성 물질이며, 인간도 물에서 태어났다. 물이 생명의 모태라는 말은 인간의 체액 성분이 바다와 같다는 것을 통해서도 입증된다.

인간의 체액은 바닷물을 희석한 것 같은 미네랄로 조성되어 있다. 나트륨(Na) 이온과 염소(Cl) 이온, 마그네슘(Mg) 이온, 칼슘(Ca) 이온, 칼륨(K) 등의 미네랄들은 우리 몸속에서 영양 성분을 세포에 운반하는 역할을 하며, 노폐물을 체외로 배설함으로써 인체의 항상성을 유지하는 역할도 한다.[85]

미네랄은 산소를 운반하고, 체내의 화학 반응을 촉진하는 역할을 한다. 산화 반응과 항산화 반응 모두 미네랄의 손에 달려 있다. 미네랄이 부족하면 노화현상이 빨라지고, 만성피로와 각종 질환에 시달리게 된다.

성재효 교수는 "면역력은 생명체의 중심 주제이며, 미네랄은 그 면역력의 핵심 요소"라고 주장한다. 그는 암, 아토피, 알레르기 등 각종 난치병으로 고통받는 현대인들에게 해법으로 '미네랄'을 제시하고 있다. 또한 "현대병은 미네랄 부족을 해소하면 해결된다"며 "알레르기를 심하게 앓았는데 미네랄로 체질이 개선되고 병을 치료했다"고 밝혔다.[86]

미네랄은 자연 치유력, 면역력에 결정적으로 작용하는 물질이다. 앙드레 보잔이라는 학자는 미네랄 균형이 깨지는 것이 자연 치유력을 감퇴시키는 결정적 요인이라고 지적했다. 일본의 혈액생리학의 권위자 모리시타 케이이치 박사도 "자연 치유력을 높이기 위해서는 종합적으로 미네랄 보급이 가능한 일상식을 섭취하는 것이 필요하다"고 강조한다.[87]

정제하지 않은 곡물, 자연이 재배한 채소, 바닷 속의 해조류, 미생물이 발효한 식품 등 우리 몸에 유익한 식품들은 한결같이 자연의 원리에 충실한, 미네랄 보급이 가능한 음식물들이다.

하지만 현대인들은 미네랄 부족 속에 살고 있다. 세계 인구의 3분의 1가량이 미네랄 결핍 상태이며, 특히 성인은 80%에 이른다고 한다. 2004년 유니세프(unicef)는 현대인들의 미네랄 부족은 외부 환경적 요인과 생활습관 때문이라고 발표했다. 조리되지 않은 신선한 식품이라 하더라도 중요한 영양분이 결핍될 수 있다. 왜냐하면 농산물의 재배과정에서 화학 비료 등의 남용으로 토양에 있는 많은 영양

분들이 소모되기 때문이다. 미네랄이 부족한 토양에서 미네랄이 풍부한 채소가 생산될 수는 없다.[88]

영양분이 거의 없어진, 일찍 성숙시키고 억지로 발육시킨 야채와 과일들은 우리들에게 필요한 영양분들을 충분히 제공해 주지 못해 결과적으로 질병에 걸리게 한다. 비타민과 미네랄 등의 영양소가 많이 필요한 상태에는 더욱 이에 대한 보충이 필요하며 그렇지 못할 때는 후에 여러 가지 증상과 질병을 초래하게 된다.

특히 현대인의 식생활은 의외로 영양분이 고루 조화된 음식을 먹지 못하고 있는 것으로 나타났다. 흰쌀밥, 백설탕, 조리 식품, 보존 식품, 캔(통조림) 식품, 인스턴트 식품이 주류를 이루고 있기 때문이다.

자연주의 식단이 그래서 중요한 것이다. 물론 도시 생활을 주로 하는 현대인이 이런 생활을 하기는 힘들다. 가능한 한 농약과 비료로부터 자유로운, 햇볕을 받고 자란 야채와 과일을 먹는 것이 좋다.

4. 역삼투압 정수기를 버리고 수돗물을 마셔라

필자는 역삼투압 정수기 광고만 보면 화가 치솟는다. 생명력이 사라진 물을 가장 순수하고 좋은 물처럼 포장하는 기업에 분노를 금할 수 없다. 아이들에게 반드시 필요한 물인 것처럼 말할 때는 아연실색한다. 아이들에게 건강한 물습관을 길러 주겠다며 팔을 걷고 나선 기업도 있다. 그들의 말을 옮겨보면 다음과 같다.

"아이들은 신진대사와 세포대사가 활발하기 때문에 끊임없이 물을 필요로 합니다. 유아의 열 명 중 여덟 명은 물섭취 부족 상태입니다. 아이들에게 중요한 수분 보충을 위해, 아이들이 건강한 물 습관을 기를 수 있도록 프로그램을 제공하고 있습니다."

거짓과 진실을 뒤섞어 놓음으로써, 아이를 키우는 부모들의 공포심을 유발하고 있다. 신진대사와 세포대사를 위해서 물을 필요로 하는 것은 분명하다. 하지만 더 분명한 것은 미네랄이 살아 있는 물이라야 대사 작용이 일어난다는 사실이다.

신진대사를 위해서는 미네랄, 영양분, 산소가 필요하다. 우리가 먹는 음식물과 호흡으로 들어온 산소가 결합되어 열에너지로 전환된다. 미네랄 등 미량 영양소가 부족하게 되면 인체의 대사 작용이 원활하지 못하게 된다.

불순한 것들을 완벽하게 제거한 '깨끗하고 순수한 물'이
라는 업계의 주장은 일견 타당한 말이다. 이 물은 다른 말
로 '증류수'라고 부른다. 화학실에서 실험용으로 사용한 그
물이 바로 '깨끗하고 순수한 물' 증류수이다.[89]

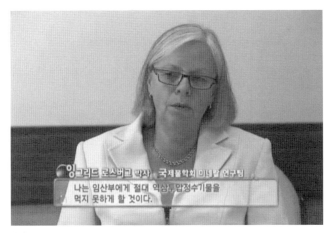

((•)) 국제물학회 잉그리드 로스버그 박사는 "나는 임산부에게 절대 역삼투
압 정수기물을 먹지 못하게 할 것"이라고 강조한다(OBS-TV 워터시
크릿 미네랄의 역설).

미네랄을 완전히 걸러버린 증류수는 세포의 미네랄을
빼앗아간다. 역삼투압 정수기 판매업체들에서는 "물을 통
해 흡수하는 미네랄의 양은 극히 미량이고, 인체가 필요한
미네랄은 음식물을 통해 충분히 섭취한다"고 주장한다.

그렇지만 자연의 물속에 있는 미네랄은 이온화되어 있어 온전하게 인체에 흡수되는 데 반해, 음식물에 포함된 미네랄은 흡수율이 매우 낮다. 미네랄은 이온 상태로 있거나 나노 크기의 콜로이드로 녹아 있어야만 인체에 흡수될 수 있다. 역삼투압 정수기를 통과한 증류수는 비타민, 미네랄, 효소 등이 전혀 포함되어 있지 않기 때문에 면역 체계를 무너뜨린다.[90]

미네랄이 없는 물은 인체에 들어가면 배설되는 것으로 끝나는 것이 아니라 인체에 있는 미네랄을 빼앗아간다는 데 더 큰 문제가 있다. 이런 물을 가뜩이나 미네랄이 부족한 아토피안에게 먹인다는 것은 독약을 먹이는 것과 마찬가지다.

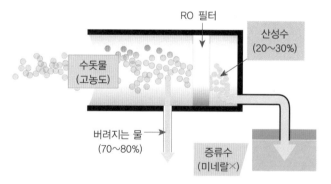

(•) 역삼투압 방식의 정수기를 거친 물은 미네랄이 없는 산성수가 된다. 아이에게 산성수를 마시게 할 것인가?

집에서 활용할 수 있는 초간단 정수 장치

정수 장치를 직접 만들어 사용할 수도 있다. 만드는 방법은 간단하다. 먼저 시중에서 항아리를 구입하여 깨끗하게 씻은 후 수돗물을 부었다 버리기를 일주일 동안 되풀이한다. 유약에 포함되어 있을지 모를 중금속을 배출하기 위한 과정이다.

깨끗하게 갈무리한 항아리에 물을 부은 후 숯을 넣는다.[91] 흐르는 물에 숯의 먼지를 씻은 후 항아리에 넣으면 된다. 하룻밤 정도만 지나면 수돗물은 깨끗하게 정화된다. 여기다 황토볼을 넣어 미네랄을 좀 더 강화시켜 이용해도 좋다. 단, 시중에서 판매하는 황토볼은 절대 이용해서는 안 된다. 동일한 색상과 크기로 볼 때 인공 색소와 접착제를 이용하여 기계적으로 만든 것이 분명해 보인다.

정화된 물에 간혹 숯가루가 가라앉기도 하는데, 이는 먹어도 아무런 지장이 없다. 오히려 장(腸)에는 좋다. 숯가루나 숯가루에서 뽑은 목초액을 먹어 보면 일주일이 지나지 않아 숙변이 제거된다. 목초액을 구할 수 있다면 목욕할 때 소량만 희석해서 사용하면 피부 독소를 제거하는 데에도 도움이 된다.

또한 역삼투압 정수기는 세균으로부터 물의 안전을 지켜 주는 염소 성분과 건강에 필수적인 미네랄까지 제거해 버림으로써, 오히려 미생물에 무방비 상태가 된다. 체내 대사 작용과 독소 제거 작용을 하는 미네랄이 없는 증류수가 아토피를 악화시키는 것은 어쩌면 당연한 일이다. 이는 '생수'라고 불리는 먹는 샘물도 마찬가지다. 시중에서 판매되고 있는 생수는 역삼투압 방식으로 정수된 후 살균 소독된 물이다. 자연에서 끌어올린 물이 어떻게 일정한 ph와 미네랄 농도를 유지할 수 있으며, 몇 년을 보관해도 부패되지 않을 수 있겠는가? 정수 과정에서 모든 미네랄이 제거되기 때문에 합성미네랄을 첨가하고, 방부제, 살균제, 표백제까지 사용하게 되는 것이다.[92]

증류수의 또 다른 문제는 산성수라는 점이다. 산성비가 문화재까지 부식시킨다는 것은 잘 알려진 사실이다. 그런데 산성비는 피하면서 매일같이 산성수는 몸속으로 들이붓는 것은 어떻게 이해해야 할까? 그것도 가장 사랑스러운 아이들에게 말이다. 역삼투압 정수기를 통과한 증류수는 모든 생명을 죽이고 부식시키는 산성수라는 점을 명심할 필요가 있다.

어항이나 화분에 증류수를 공급해 보라. 물고기나 꽃은 시들시들 말라가면서 죽게 될 것이다. 국립수산과학원 실험에 의하면, 역삼투압 정수기 물을 넣은 어항과 염소를 제거한 수돗물을 넣은 어항에 각각 물고기 10마리를 넣었다. 그 결과 역삼투압 정수기 물을 넣은 어항에서는 24시간 내에 8마리가 죽었다. 반면 수돗물을 넣은 어항에서는 10마리 모두 건강하게 살았다.[93]

어떤 물을 마셔야 할지는 분명하다. 당장 역삼투압 정수기를 버리고 수돗물을 먹어라. 가장 저렴하면서, 가장 안전한 물은 수돗물이다. 수도관이나 상수원의 오염, 염소, 냄새 등에 대한 우려는 기우에 불과하다.[94] 물론 비용 부담에 무리가 없다면 압축 활성탄(炭) 필터를 사용하여 미네랄은 살려 주면서, 자외선 살균 필터를 통해 유해균을 제거하는 암웨이 정수기를 사용하는 것도 한 방법이다.

5. 섬유질을 많이 먹어라

원시 인류는 어떤 음식을 먹었을까? 미국 텍사스 동굴에서 발견된 대변 샘플의 DNA를 분석한 결과 우리 선조들은 하루 100g의 섬유질을 먹은 것으로 드러났다. 현대인의 경우 하루 12g에 불과한 섬유질을 섭취하고 있다. 인간은 소화

기관, 턱 구조, 치아 구조 등 모든 신체 구조가 초식동물에 가깝다. 치아의 구조로 볼 때 인간은 채소 2, 육류 1, 곡물 5의 비율로 먹는 것이 자연스러운 것이 아닌가 한다.[95]

과학자들도 인간이 원시시대부터 채소와 과일을 주식으로 먹었으며, 현재의 인체 구조도 채식에 적합하다는 데 의견을 같이한다. 오늘날 섬유질은 어떠한 영양소보다 귀중한 존재로 취급받는다. 섬유질은 실처럼 보이는 셀룰로스(섬유소)와 같이 다당류(포도당이 아닌 탄수화물)로 구성되는데, 이것들은 전혀 소화가 되지 않는다. 물에도 녹지 않기 때문에 배변을 도와 주거나 음식물과 노폐물이 장을 통과할 수 있게 해 준다.

미국 소아내분비학회장을 역임한 로버트 러스티그는 섬유질의 5가지 효능에 대해 강조했다.[96]

첫째, 당의 흡수를 늦춘다. 섬유질은 음식과 장의 벽면 사이에 젤리같은 방벽을 형성한다. 이 방벽은 장이 포도당과 과당, 지방을 흡수하는 시간을 지연시킨다.

둘째, 콜레스테롤 수치를 낮춘다. 콜레스테롤의 용도 중 하나는 장에서 지방 흡수를 돕는 담즙산의 생산을 지원하는 것이다. 섬유질은 담즙산에 엉겨 붙어 콜레스테롤 수치를 낮춘다.

셋째, 포만감 신호를 촉진한다. 섬유질은 끈적거리는 젤을 형성해 위가 비는 것을 지연시키고, 더 빨리 포만감을 느끼게 한다.

넷째, 지방 흡수를 줄인다. 섬유질이 있으면 일부 식이 지방은 소장에서 흡수가 지연된다.

다섯째, 좋은 박테리아를 자라게 한다. 장에 자리 잡은 유익한 박테리아들은 섬유질을 에너지로 활용하여 성장, 유해균의 침투를 막아낸다.

여기에 하나를 더 추가한다면, 섬유질의 흡착력이다. 섬유질은 장내에 있는 유독 물질이나 발암 물질, 중금속 등을 흡착하여 변으로 배설시킨다.

그렇다면 섬유질을 충분히 섭취하려면 어떻게 해야 할까? 섬유질이 많은 음식물을 먹되, 온전한 형태의 전체 음식을 먹어야 한다는 점이 중요하다. 예를 들어 고구마를 먹을 때도 껍질을 벗기지 말고 전체 고구마를 먹는 것이 좋다. 대만의 자연치유가 진건진(陳堅眞)은 고구마 예찬론자이다. 그녀는 "고구마를 껍질째 먹게 되면 온전한 영양소를 섭취할 뿐 아니라 몸속의 독소를 배출하는 데도 도움이 된다"고 주장하고 있다.

고구마의 특징이 바로 풍부한 식물성 섬유질이다. 섬유질은 장의 운동을 도와 노폐물이 인체에 머무르는 시간을 단축시키고 용적을 크게 하여 빨리 배출되도록 한다. 또한 고구마를 자르면 흰 액체인 야라핀이 나오는데 이 야라핀은 변을 무르게 만들어 배변 효과를 좋게 한다. 고구마를 먹을 때는 껍질째 먹는 것이 가장 좋은 방법이다.[97]

고구마와 함께 추천하고 싶은 먹을거리는 미역 등의 해초류이다. 다시마, 김, 톳, 파래 등의 해초류는 중금속을 몰아내는 보약이라 할 수 있다. 해초류에는 중요한 영양소인 단백질, 지질, 당질이 풍부하고 비타민 A, B1, B2, C, E 등도 많이 들어 있다. 특히 미역의 경우 섬유가 끈끈하고 진득진득해서 위장과 십이지장벽 등을 강하게 하는 약리 작용도 한다. 또한 녹색 성분의 클로로필과 비타민A가 풍부해서 피부와 점막의 세포를 강화시키는 역할도 한다.

해초류의 가장 중요한 역할은 중금속, 화학물질로부터 인체를 방어해 주는 데 있다. 해초류의 섬유질은 물에 녹으면 작은 알갱이 형태로 되는데, 이들은 진득진득한 성질을 가지고 있기 때문에 중금속이나 화학물질 하나하나에 달라붙어서 몸 밖으로 배출시켜버린다.

해초류에는 칼슘, 철분 등 각종 미네랄이 풍부하게 들어 있다. 그 가운데 요오드는 인체에 약 25㎎이 있는데, 피를 맑게 해주며 갑상선 호르몬의 재료가 된다. 요오드가 부족하면 성장과 신진대사가 둔화되기 때문에 쉽게 노화된다.

해초류나 고구마 등의 자연 음식물은 체내 독소를 제거

아토피 디톡스가 답이다

하는 데 특별한 먹을거리들이다. 양배추 쌈도 적극 권장한다. 집된장과 함께 먹으면 유산균, 비타민, 미네랄, 식이섬유 등 다양한 영양소들을 동시에 섭취하는 효과가 있다. 가능하다면 이들을 끼니 때 마다 챙겨 먹을 수 있도록 식단을 짜 놓는 것이 좋다. 칼로리도 거의 없으므로 많이 먹어도 살찔 걱정이 없다.

그런데 육식을 배재하는 것은 옳지 않다. 건강한 육식은 면역력을 길러주고, 인체의 자연 스테로이드 생성에 도움을 준다. 문제는 건강한 육식인데, 가급적이면 정부기관 인증의 돼지고기를 수육 형태로 먹는 것이 좋다. 돼지수육은 비만도 유발하지 않고, 몸 속 독소를 배출하는 데도 도움이 된다. 단백질 공급원으로서의 역할은 말할 것도 없다. 다만 불판에 구운 고기는 절대 엄금이다. 또한 소고기나 닭고기도 권하고 싶지 않다. 기름에 튀긴 닭고기는 절대적으로 피해야 할 악마의 음식이다.

6. 관장과 단식으로 장을 깨끗하게 하라

현대인은 독소에 포위되어 있다. 독소는 인체에 고스란히 쌓이고 있다. 인체 내의 정화 장치만으로는 부족하다. 오래 전부터 축적된 독소부터 제거해 주어야 하는데, 가장 빠르고 효과적인 방법이 단식과 관장이다. 단식과 관장은 장(腸)을 비워 주는 것인데, 독소 제거의 핵심이 장에 있다고 해도 틀린 말이 아니다.

장은 소화, 흡수, 배설 기능뿐만 아니라 면역 체계에서 가장 중요한 기관 중 하나이다. 장은 인체 최대의 면역 장기로 전신의 면역 조직의 약 70%가 장에 존재하고 있으며, 면역의 중심이라 할 수 있다. 또한 인체의 중심에 있으므로, 뱃속이 따뜻해지면 몸 전체가 따뜻해지고 오장육부의 기능이 좋아진다. 『동의보감』에도 '뱃속이 늘 따뜻한 사람은 자연히 모든 질병이 발생하지 않는다'고 했다.

장에는 우리 몸의 세포보다 10배나 많은 박테리아들이 우리와 공생하고 있다. 장(腸) 무게의 50%가 박테리아에 해당된다. 이쯤 되면 인간의 장과 박테리아를 생리적으로 구분하는 것 자체가 불가능하다. 장과 박테리아가 어우러져서 상호·보완적인 기능을 하는 일종의 '슈퍼 기관'을 형성하고 있는 것이다. [98]

앞에서도 언급했지만, 장에 자리를 잡은 락토바실러스 균과 같은 유익균들은 외부의 악성 균(菌)들이 들어와 공격하는 것을 막아 준다.[99] 균이 균을 막아 주는 것이다. 그렇게 되면 인체의 면역 체계는 그만큼 에너지를 비축하게 되어 다른 곳에 집중할 수 있게 된다.

정상적인 체온을 유지하는 것은 장의 건강과도 밀접한 관련이 있다. 장내 온도가 1℃ 낮으면 백혈구의 미토콘드리아가 거의 제 기능을 하지 못하고, 장내에 자리 잡은 박테리아들의 기능도 현저히 떨어진다.

또한 인체에 유입된 세균을 소화·흡수하여 동화하고, 죽여서 분해하는 작용이 불가능해지게 된다. 장을 차갑게 하는 생활습관은 장의 기능에 손상을 주고, 장관을 약화시키며, 장 속을 유해균 투성이로 만든다. 그 결과 유해균은 백혈구로 흡수되어 전신의 세포로 번지고, 면역력을 저하시킨다.

장에 유해균이 많으면 부패가 진행되어 부패 물질이나 독소가 대량으로 발생한다. 이 같은 독소들은 장(腸) 벽으로 흡수되어 혈액을 통해 온 몸으로 이동한다. 그렇게 되면 피부는 점점 거칠어지고 칙칙해질 뿐만 아니라 아토피 피부염을 유발하기도 한다. 노인 냄새도 노화된 피부에서 발산되는 독소 때문이라고 보면 된다.

결국 면역력의 열쇠를 쥐고 있는 것은 장내 환경이라 할 수 있다. 장누수증후군도 아토피 질환의 원인이 된다. 소화 기관을 덮고 있는 장 표면 세포는 외부 음식을 걸러 주는 작용을 하는데, 이 세포 사이의 결합이 느슨해지면서 유해 독소가 유입되면 설사, 아토피 등이 발생한다.[100]

그렇다면 장의 건강을 유지하기 위해서는 어떻게 해야 할까? 우선 장의 온도를 따뜻하게 해 주어야 한다. 반신욕, 온열 복대, 체온을 올려 주는 따뜻한 음료, 걷기 운동 등 다양한 온열 요법들을 통해 체온을 올려 주는 것이 중요하다.

두 번째는 장에 쌓인 숙변 등을 제거해 주어야 한다. 숙변은 배설물이 침전되어 생기는 것이다. 섬유질이 부족한 현대인의 식습관과 과식, 그리고 유해 식품첨가물 등의 유입으로 인해 장에는 배설물의 정체 현상이 일어나 숙변이 발생하게 된다.

숙변이 쌓이게 되면 인체에는 유해한 세균들이 번식하게 되고, 많은 종류의 독소가 생성된다. 암모니아 · 일산화탄소 · 아황산가스 등이 생성되는데, 일부는 혈액에 녹아 온몸으로 퍼지게 된다. 만성 두통, 식욕 부진, 위장 질환, 뇌 질환, 여드름, 혈색 악화 등 피부 미용에도 좋지 않은 영향을 미친다.[101]

가장 전통적인 숙변 제거법은 단식과 관장이다. 단식은

고대로부터 신체 균형을 바로잡고, 건강을 유지하기 위해 시행되어 왔다. 단식을 하면 인체는 체내에 축적된 영양분을 소비하면서 병든 세포와 노화된 조직, 지방, 노폐물, 독성 물질 등을 연소시킨다. 휴식을 취한 소화기관은 소화 흡수 능력이 향상되고, 장의 배출과 정화 능력이 높아져 체내에 축적된 독성 물질을 더욱 빨리 배출한다.[102]

그렇지만 아이의 경우 단식을 시행하기는 어렵다. 이럴 경우 일주일에 한 번씩 관장을 해 주는 것이 좋다. 관장 도구는 병원 근처에 있는 의료기 판매상에 있으며, 인터넷으로도 구입이 가능하다. 아이들에 따라 관장이 용이하지 않을 수 있다. 이럴 때는 곡물로 된 '환' 종류를 먹이거나, 알갱이 죽염 5-10알 정도를 먹이는 것이 좋다. 물론 관장과 관계없이 곡물환이나 죽염은 상시적으로 먹는 것이 좋다. 이들을 먹게 되면 하루나 이틀이면 곧장 효과가 나타나는데, 배변활동이 원활해지고, 시간이 지나면 배가 따뜻해지는 것을 확인할 수 있다.

7. 햇볕은 아토피 치유에 도움이 된다

아이들의 최고의 건강 비결은 햇볕을 받으며 노는 것이다. 햇볕에만 있는 비타민D는 아토피 피부염에도 효과가 있다. 비타민D가 부족하면 아토피 피부염은 더욱 심해진다. 비타민D는 인체에서 자체적으로 생산하는 스테로이드 호르몬의 일종인데, 이것이 부족해지면 몸 전체에 큰 혼란이 일어난다.[103]

비타민D 농도가 정상보다 낮을 경우 아토피 피부염이 발생할 가능성이 높다는 연구 결과도 있다. 강북삼성병원의 조사 결과 '아토피 피부염 환자 중 증상이 심한 환자일수록 비타민D 농도가 결핍 혹은 부족'한 것으로 나타났다. 비타민D의 충분한 공급을 위해서는 햇볕을 충분히 받을 수 있도록 야외 활동을 늘려야 한다.

실제 병원에서는 아토피 피부염과 건선을 치료할 때 자외선 조사기를 사용한다. 일부러 자외선을 쬐는 것이다. 한쪽에서는 자외선이 나쁘다고 하면서, 다른 한쪽에서는 자외선을 이용해 치료하는 저의가 궁금할 뿐이다.

자외선이 건강에 유익하다는 보고서도 적지 않지만, 일반에 공개되지 않는 이유를 모르겠다. 2006년 세계보건기구 보고서에서도 "자외선 노출은 질병을 유발하는 요소가 아니다. 오히려 더 큰 질병(암을 비롯하여)을 유발하는 요소는 자외선 노출이 너무 적기 때문"이라고 언급하고 있다.[104]

한국과학기술정보연구원 김철구 전문위원은 「태양 복사와 인류의 건강」이란 보고서에서 "과거에는 피부암 등 태양 복사의 부정적 효과에 대한 연구가 지배적이었으나, 최근 태양광 복사의 긍정적인 효과에 대한 연구가 활발하다"고 지적하고, "자외선을 기피하게 되면, 우리 인체는 전반적으로 건강이 악화되는 결과로 이어진다"고 강조하고 있다.

사실 인간은 태양으로 인해 창조되었다. 생명을 촉진하는 태양광선이 대기층을 투과한 후 지구의 지층 깊숙이 침투하여 잠자고 있던 각종 원소들을 깨워 상호간에 결합을 유도했다. 지구상의 모든 생명체의 생체 리듬은 태양에 의해 24시간 주기로 맞춰져 있으며, 수면이나 체온 등 우리 몸의 여러 기능들이 생체 리듬에 의해 조절된다.[105]

아토피로 햇볕을 기피하게 되면 자기도 모르는 사이에 스트레스가 쌓인다. 아드레날린이 분비되면서 감정이 불안해지고, 자살이나 우울증으로 연결되기도 한다. 아토피 아이들은 밖에서 햇볕을 받으며 마음껏 뛰어놀게 해야 한다. 자연으로 돌아가 아토피를 치료했다는 수많은 사례들이 그 증거이다.

자외선은 교감신경을 활성화시켜 몸을 자극하는 데도 필요하다. 자외선을 받지 않으면 부교감신경이 위로 올라가는데, 이런 아이들은 면역력이 떨어지게 된다.[106] 햇볕을 받으며 뛰어놀게 되면 체온을 올려 주며, '디톡스'의 효과를 얻을 수 있다.

태양광선은 모세관을 지나서 혈액까지 비춰줄 정도로 깊숙이 도달한다. 피부 깊숙이 침투한 태양광선은 림프구(백혈구)를 증가시키고, 이들은 유해 독소들을 효과적으로 제거한다. 태양치료법은 1차 세계대전 때부터 널리 사용되었는데, 부상 병사들이 하루 몇 시간동안 태양광선에 상처 부위를 노출했더니 놀랍도록 빠르게 치유되었던 것이다. 지금도 유럽에서는 태양치료법이 널리 활용되고 있으며, 아토피, 건선 등 현대 질환에 특별한 효과를 발휘하고 있다. 이스라엘 사해에서는 지난 30년 동안 1만여 명 이상의 아토피, 건선 환자들이 태양을 이용하여 치료받았는데, 80% 이상이 호전되었다고 한다.

햇볕에는 자외선만 있는 것이 아니다. 적외선도 있다. 햇볕을 쬐면 몸이 따뜻해지는데, 이는 적외선의 작용이다. 적외선은 인간의 몸 깊숙한 곳까지 침투해 열을 발생시킴으로써 체온을 올려 주는 역할을 한다. 적외선은 투과력이 강해서 인체의 15cm까지 도달한 뒤 열에너지로 바뀐다.

체온이 올라가면 혈관이 확장되고, 혈류도 좋아지며 자외선을 받아 생성된 비타민D도 효과적으로 순환한다. 순환이 원활해지면 냉증에 동반되는 요통이나 어깨 결림, 거친 피부와 같은 증상들도 개선된다. 잠을 자는 동안 손발이 차가워져 수면 양말을 신는 여성들이 많은데, 이런 사람들도 일광욕을 할 필요가 있다. 냉증은 월경 이상, 불임, 자궁근종, 자궁내막증 등과 같은 부인과 질환과도 무관하지 않다.

아토피 아이들이 태양 아래서 뛰어놀면 땀을 흘리게 된다. 피부 속에도 독소가 축적되어 있는데, 운동을 하거나 반신욕 등을 하게 되면 땀과 함께 피부 속에 축적된 유해 독소들이 배출되어 디톡스 효과를 얻을 수 있게 되는 것이다.

8. 제왕절개는 피하는 것이 좋다

『아토피 완전정복』을 펴낸 뒤 많은 분들과 대화를 나눌 수 있었다. 이 과정에서 전혀 예상치 못했던 사실을 접하게 되었다. 아토피안 가운데는 유난히 제왕절개로 탄생한 사람이 많다는 점이었다. 제왕절개와 아토피가 무슨 관계가 있을까? 궁금증을 해소하는 과정에서 놀라운 사실을 알게 되었다. 아기의 탄생과정이 얼마나 신비로운지 『청결의 역습』 자료를 정리해 보면 다음과 같다.[107]

엄마의 자궁 속에 있을 때 아이는 무균 상태에 있게 된다. 출산을 앞둔 엄마의 몸은 아기를 위해 특별한 선물을 준비한다. 태아가 세상에 나오는 길(산도)에 락토바실러스균이라는 미생물을 증식시킨다. 락토바실러스균은 질을 산성화하여 다른 유해균이 침입하는 것을 막는다.

아기는 락토바실러스균이 밀집한 산도를 지나 세상에 태어난다. 아기는 온 몸을 락토바실러스균으로 샤워하고, 입으로는 락토바실러스균을 삼킨다. 락토바실러스균은 아직 산성화되지 않은 신생아의 위를 그대로 통과하여 아기의 대장에 성공적으로 자리 잡는다.

자연분만으로 태어난 아이는 엄마의 소화관이나 질 속에 있는 락토바실러스균을 얻게 되지만 제왕절개로 태어난 아이는 락토바실러스균을 받지 못하게 된다. 락토바실러스균이 없거나 부족하면 아토피, 천식, 대장질환, 비만 등을 앓게 될 확률이 더 높아진다.

이 같은 주장은 국내 대학 연구에서도 사실로 드러났다. 고려대 안산병원이 제왕절개 방식으로 태어난 아이들이 자연분만으로 태어난 아이들에 비해 아토피 피부염에 걸

릴 확률이 1.8배 더 높다는 연구 결과를 내놓은 것이다. [108]

락토바실러스균, 포도상구균 등 피부에 상존하고 있는 세균들을 흔히 상재균이라 부른다. [109] 우리 피부에는 보통 1cm²마다 10만 개체의 세균이 있다. 온몸으로 확대 적용하면 1cm²마다 100만 개체에 이를 것으로 추정된다. 이들은 자외선과 유해 물질로부터 자극을 완화시켜 주고, 질병을 일으키는 병원균이 몸 안으로 침입하는 것을 막아 준다.

상재균은 태초부터 인간과 공존을 선택했다. 이들은 피부에서 나오는 기름(피지), 지방산, 탄화수소, 콜레스테롤, 낙설(표피 각질층이 쌀겨처럼 얇은 파편이 되어 떨어지는 현상) 등을 먹으며 살아왔다. 상재균은 피지와 땀 등을 먹은 뒤 산을 배설하는데, 이 산은 약산성을 띠고 있다.

피부를 보호하는 최전방 각질층(stratum corneum)이 약산

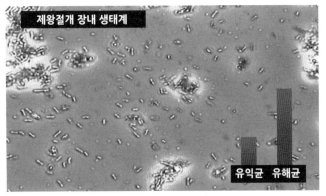

((•)) 제왕절개를 하면 장내에는 유해균들이 장악하게 된다.

성(pH 5.5)을 띠고 있는 것도 상재균의 역할이다. 상재균이 만들어 내는 산성 지방막(피부 보호막)은 살균 작용을 지녀서 세균 등으로부터 피부를 지켜 준다. 유해 세균들은 상재균이 배설하는 산 덕분에 피부에 접근할 수 없고, 침입할수도 없다. 이것이 피부의 최전선에서 보습 기능을 하는 피지막이다.

만약 상재균이 없으면 어떻게 될까? 크림, 폼 클렌징, 샴푸, 항균 비누 등 계면활성제가 들어가 있는 제품을 과다하게 사용하게 되면 상재균이 죽게 된다. 상재균이 만들어내는 피부 보호막이 파괴되면 계면활성제 등이 모공으로 침투하게 된다.[110]

앞에서도 언급했지만, 항균에 대해 다시 생각해야 한다. 아토피는 유익한 미생물이 부족해서 생긴 병이기도 하다. 세균과의 전쟁? 한마디로 웃기는 소리다. 세균과의 전쟁에서는 결코 승리할 수 없으며, 만약 승리한다면 인간은 죽음을 맞이할 수밖에 없다.[111]

인간은 세균의 도움 없이는 아토피와 같은 재앙을 맞을 수밖에 없다. 인체 내부도 마찬가지다. 세균들은 음식물을 분해하여 유용한 비타민과 미네랄로 변환시키며, 장이 영양 성분을 흡수하여 혈액을 통해 순환시키도록 돕는다. 세균이 없으면 인간은 소화도 시킬 수 없다.

아이들이 음식물을 소화시키는 능력이 약한 것은 세균이 적기 때문이다. 아이들의 소화력과 면역력을 높이기 위해서는 세균에 노출시켜야 한다. 아이들의 세균 저항력을 길러 주는 것이 항균보다 더 중요하다. 아이들을 세균에 접촉시켜 항체를 형성하게 하는 것이다. 아토피나 알레르기도 지나친 항균의 결과로 볼 수 있다. 인체에서 세균의 숫자가 줄어들게 되면, 아이들은 병원균을 만나도 항체를 만들지 못한다.[112]

아토피 없는 건강한 아이를 원한다면, 자연분만을 권한다. 아기는 지나치게 청결하게 키우면 오히려 위험해진다. 자연 속에서 흙을 만지면서 성장할 수 있도록 도와야 한다. 물론 농약이나 중금속에 오염되지 않은 건강한 토양이라야 한다. 아이들과 주말농장에서 농사를 짓는 것도 좋고, 베란다에서 채소를 재배하는 것도 한 방법이다.

9. 죽염을 활용하라

체내의 냉기를 제거하고, 피를 맑게 하여 혈액 순환을 원활하게 하고, 미네랄을 공급하는 1석 3조의 효과를 얻을 수 있는 방법이 있다. 바로 죽염을 먹는 것이다. 죽염(竹鹽)은 급증하는 현대의 난치병들의 근본 원인이 환경오염으로 인한 유해 독소에 있다고 여기며, 그것을 극복하기 위해 인산 김일훈 선생이 창안한 것이다.[113]

인산 선생은 『신약(神藥)』에서 "20세기 후반으로 들어서면 암 등 각종 난치병들이 급격히 증가하게 되며, 주요 원인은 화공약독과 공해독에 있다"고 말했다. 그의 예측은 현실로 나타나고 있다. 미국에서는 3명 가운데 1명꼴로 암 환자가 나타나고, 한국은 5명 중 1명이 암에 걸린다고 한다.

그의 주장대로 오늘날의 질병은 과거와 달리 체내에 유입되어 축적되는 온갖 독성 물질과 중금속, 그 밖의 유해 물질이 인체의 면역체계를 약화시키고, 신체 조직을 병들게 함으로써 발생한다. 때문에 지금까지의 의료 체계로서는 새로운 병을 다스리는 데 한계가 있다. 인산 선생은 공해 시대에 맞는 새로운 치유 방법을 제시했고, 죽염은 그것의 결정체나 다름없다.[114]

죽염은 서해안에서 생산되는 천일염을 원료로 하고 있다. 국내 천일염은 미네랄이 풍부하여 세계적으로 유명한 프랑스 게랑드에 비해 2배 이상 높다. 이 같은 결과는 미네랄이 풍부한, 질 좋은 갯벌이 있기 때문에 가능한 일이다.[115]

죽염이 가진 최고의 기능은 독소 제거 능력이라 할 수 있다. 고열을 통해 만들어진 죽염 속에는 유황 성분과 천연 미네랄 등이 있어 화학 독소 등을 배출시키는 데 탁월한 위력을 발휘한다. 죽염 속에 있는 80가지 이상의 미네랄은 고온에 의해 이온화 과정을 거치게 되면, 강한 환원력을 갖게 되어 체내의 온갖 독성, 노폐물을 해독시키게 된다.[116]

죽염을 먹는 방법은 간단하다. 침으로 녹여 먹는 것이 가장 좋은 방법이다. 인산 선생에 따르면 "몸에 병이 생기면 침이 독액(毒液)으로 변하는데, 독액으로 변한 침을 진액(津液)으로 변화시켜 온 몸에 퍼지게 하려면 입안의 침으로 죽염을 녹여 삼키는 것이 제일 좋다"고 한다.

침에 녹은 죽염은 체내의 독성을 걸러내게 되고, 효소가 활발하게 움직일 수 있도록 도와준다. 사실 침 속에는 파로틴(parotin)이라는 호르몬을 비롯하여 아밀라아제, 리파아제, 페록시다아제 등의 효소가 있다. 파로틴은 상피 성장 인자나 신경 성장 인자로 작용하며, 노화되거나 죽어가는 세포를 보호하는 데 중요한 역할을 하고 있음이 알려지고 있다. 뿐만 아니라 뼈나 치아의 칼슘 침착을 촉진하고 구루병, 류머티즘, 퇴행 관절염에도 효과가 있다고 한다.

고혈압 때문에 죽염을 기피하는 사람들도 있지만, 이는 기우에 불과하다. 2014년 말 프랑스 파리5대학 · 파리13대학 의학·영양역학센터 공동연구진이 "나트륨 섭취와 고혈압 유발은 큰 관련성이 없다"는 연구 결과를 발표했다.[117]

고혈압을 예방하기 위해서라도 좋은 소금을 먹어야 한다. 고혈압을 치료하기 위해서는 혈관 내에 쌓인 노폐물을 제거하고, 피를 맑게 해야 한다. 죽염은 피를 맑게 하고, 체내 노폐물을 외부로 배설하는 데 탁월한 기능을 한다. 아토피에도 같은 원리가 적용된다.

지금 이 순간에도 소금 유해론을 떠드는 사람들이 있지만, 오래 살고 싶으면 그들의 말을 믿지 않는 것이 좋다. 사실 소금에 대한 논쟁은 이미 1988년 세계 32개국, 52개 지

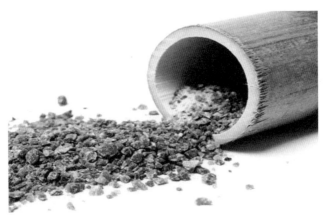

((∘)) 죽염은 피를 맑게 하고, 체내 노폐물을 외부로 배설하는 데 탁월한 기능을 한다.

역의 전문 기관이 참여한 대규모 역학조사 '인터솔트 스터디(Intersalt study)'에서 종지부를 찍었다. 전 세계 1만 명 이상의 데이터를 분석한 결과, 소금 섭취량과 고혈압은 아무 관계가 없다는 결론을 얻었다. 유럽 주요국들은 염분 감량을 주장하지 않는다. 전 세계적으로 이미 오래전에 상식이 된 이 사실이 왜 유독 한국과 일본에서만 감춰지고 있는지 모르겠다.[118]

필자는 아토피안들에게 자미원 피부 디톡스와 함께 죽염 섭취를 강조하고 있다. 죽염을 먹으면서 피부 디톡스를 할 경우 치유 효과는 훨씬 크기 때문이다.

10. 피부의 독소를 해독하라

아토피의 원인은 체내에 유입된 독소다. 아토피의 해법은 '독소 해독'에서 찾아야 한다. 이미 유입된 독소는 배출시켜 주고, 새롭게 유입되는 독소는 차단하면 된다. 앞에서 언급하였듯이 체온을 올려 면역력을 높이고, 미네랄을 통해 독소를 제거하고, 장을 깨끗하게 하여 독소를 배출시키는 방안 등이다.

그런데 그것만으로는 오랜 시간이 걸린다는 단점이 있다. 독소가 인체에 자리 잡는 것도 한순간에 이뤄지지 않았듯이 디톡스 역시 한순간에 해결할 수는 없다. 특히 아토피의 독소는 피하지방층에 포진하고 있어 일반적인 디톡스 방법으로는 빠른 효과를 보기 어렵다.

독성이 강한 합성 화학물질일수록 지용성이 강하므로

미네랄 이온수에 의한 디톡스 과정

1 아토피는 피하조직에 축적된 독소가 원인이다. 피하지방층에 독소가 가득 차면 표피로 독소를 내보내는데, 그것이 아토피 증상이다.

2 미네랄 이온수를 발라주면, 셀레늄과 게르마늄 등 미네랄 이온이 세포막을 뚫고 들어가 독소와 결합하여 제거하게 된다.

3 미네랄 이온에 의해 독소가 제거된 세포는 다시 활기를 띠게 되고, 아토피 증상은 사라지게 된다.

아토피 디톡스가 답이다

지방에 잘 녹아들어 몸속에 축적된다. 이런 물질들은 일단 몸속으로 들어오면 혈액 속으로 유입되고, 지방이 풍부한 조직에 직행한다. 뇌, 호르몬 분비샘, 피부 피하조직 등은 혈액을 타고 들어오는 독소에 쉽게 노출된다.[119] 합성 화학물질은 가장 유해하며, 쉽게 분해되지 않고 끝까지 인체에 남아 있으려 하는 속성을 갖고 있다. 뱃살이 쉽게 빠지지 않는 이유를 생각해보면 이해될 것이다.

표피, 진피, 피하조직의 3층으로 구성되어 있는 피부에서 독소가 축적되는 곳은 피하조직이다. 진피의 아래쪽에는 진피에서 하강한 섬유에 의해서 그물 모양으로 결합되어 있는 피하조직이 있다. 이 조직은 인체의 양분을 저장하는 기능을 갖고 있다. 기본적으로 지방세포로 구성되어 있으며, 기온과 습도의 차이로부터 신체를 보호해 준다.

독성 물질이 쌓이는 곳이 바로 이곳이다. 독성 물질은 제일 먼저 진피 아래쪽에 있는 결합 조직에 쌓인다. 이 노폐물 창고가 가득 차면 피부 질환이 생기면서 발진이 일어난다.[120] 그런데 이 피부 질환을 무조건 나쁜 것으로 볼 일도 아니다. 피부 질환이라 부르는 것도 사실은 몸이 자신을 스스로 보호하려는 노력의 일부분으로 볼 필요가 있다.

그렇다면 피부 질환의 형태가 매번 달라지는 이유는 무엇일까? 그것은 피부에 있는 면역 체계가 독성 물질의 종류에 따라 다른 방식으로 반응하기 때문이다. 가공 식품, 화장품 등을 통해 수만 가지의 독성 화학물질이 몸속으로 유입되고 있다. 인체의 면역 체계는 독성 물질에 따라 매번 다른 방식으로 반응해야 한다. 어떤 독성 물질이 들어오느냐에 따라 피부 질환의 형태가 서로 다르게 나타나는 이유가 여기에 있다.

문제는 피하지방층에 쌓인 독소를 해독하는 것이 쉽지 않다는 점이다. 그렇기 때문에 그토록 많은 아토피안들이 쉽사리 고통 속에서 벗어나지 못하고 있는 것이다. 필자가 제시하는 방법은 미네랄의 디톡스 기능을 활용하는 것이다.

미네랄 가운데서도 게르마늄과 셀레늄을 다량으로 함유한 천연 미네랄 이온수를 이용, 피부의 독소를 제거하는 것이다. 피부에 축적된 독소를 제거하면 유해 독소로 인해 발생한 트러블이 자연스럽게 개선되는 효과를 얻게 되는 디톡스(Detox)의 원리라 할 수 있다. '유독한(Toxic) 것을 제거한다(De)'라는 뜻을 지닌 디톡스는 현대인의 건강 관리에 있어 필수 요소로 자리 잡고 있다.

이 방법은 이미 수천 년 동안 활용되어져 왔는데, 2005년 아토엔드(ATO END)라는 이름으로 국내에 소개된 바 있다. 천연 미네랄 이온수로 만들어진 아토엔드는 특히 아토피 등 피부 트러블에 효과를 보였다. 일본 이즈모 지역의 영주 가문에 비전으로 전해져 내려온 신비의 물이 아토피 치유로션으로 탄생한 것이다.

현대 기술로 밝혀진 '신비의 물'의 비밀은 바로 미량 미네랄이었다. 셀레늄, 게르마늄 등의 희귀 미네랄을 비롯하여 수십 종의 천연 미네랄이 상승 작용을 함으로써 치유 효과를 보였던 것이다.

자미원은 아토엔드를 한 단계 더 발전시킨 것으로, 피부 디톡스를 목적으로 탄생한 제품이다.[121] 자미원의 미네랄 이온수에 포함된 게르마늄과 셀레늄을 비롯한 18종의 천연 미네랄은 피부 깊숙이 쌓인 독소들을 자연스럽게 제거하고, 세포를 활성화시켜 준다.

자미원에 포함된 천연 미네랄은 한국지질자원연구원 분석 결과 기적의 샘물로 알려진 프랑스 루르드 샘물(0.1㎍/ℓ)보다 300%나 많은 게르마늄이 함유(0.3㎍/ℓ)되어 있으며, 셀레늄의 함량은 이보다 33배나 많은 10㎍/ℓ에 달하는 것으로 조사되었다.

미네랄 가운데 특히 셀레늄과 게르마늄의 디톡스 효과는 주목할 만하다. 이온화되어 있는 셀레늄과 게르마늄은 매우 미세하여 독소가 자리 잡고 있는 피하지방층에까지 직접 도달할 수 있다. 피하지방층에 도달한 미네랄 이온은 독소들과 결합, 체외로 배출하게 된다. 지방층은 자연스럽

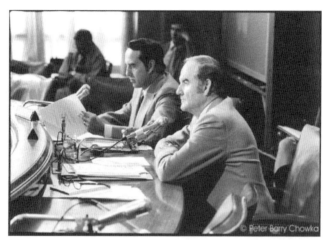

((•)) 미국 상원 영양문제특별위원회. 위원회 보고서에 따르면 셀레늄은
수은이나 카드뮴과 같은 중금속을 체외로 배설시키는 능력이 있다고
한다.

게 정화되고, 몸은 정상적인 밸런스를 찾게 된다. 피하지방
층의 독소가 해독되고, 혈액이 정화되면 아토피는 자연스
럽게 사라지게 된다.

　미국 상원 영양문제특별위원회 보고서에 따르면 셀레
늄은 수은이나 카드뮴과 같은 중금속을 무독한 형태로 변
화시켜 체외로 배설시키는 능력이 있다고 한다. 심지어 인
체에 축적된 납까지 배설시키는 힘이 있어 '디톡스의 챔피
언'이라고 한다. 게르마늄 또한 인체에서 독을 제거하는 역
할을 하며, 중금속과 방사선으로부터 인체를 보호하고, 혈
액 순환을 개선하는 것으로 알려지고 있다. 이온화된 게르

마늘은 인체 깊숙이까지 침투하여 인체 내에서 독소를 중화시키고 혈액의 산화를 환원하는 작용을 한다.

죽음의 문턱에서 만난 아토피 완전정복
디톡스로 아토피를 극복한 사람들

죽음의 문턱에서 만난
아토피 완전정복

글쓴이 유명은

『아토피 완전정복』을 읽은 후 자미원 화장품을 통해 피부 디톡스를 시행, 죽음을 생각할 정도로 극심했던 딸아이의 아토피를 6개월 만에 관리 가능한 수준에 이르게한 엄마(유명은 님)가 수기를 보내왔습니다. 아토피로 인해 고통받는 많은 분들에게 도움이 되었으면 하는 마음에 글쓴이의 동의 하에 공개합니다.

2005년 7월 10일, 다섯 살 딸과 함께 죽기 위해 집을 나섰다. 집에는 여섯 살 아들이 낮잠을 자고 있었고, 남편은 한두 시간 후면 퇴근해 집으로 돌아올 터였다. 빚 한 점 들지 않던 단칸방 생활 6년 만에 그토록 소원하던 세 칸 남향 집으로 이사 간지 불과 3개월만의 일이었다.

5년 전 남편이 암 진단을 받았을 때도 눈앞이 캄캄했지만 차마 죽을 생각은 하지 않았다. 거의 매일을 울면서도 돌쟁이 아들과 뱃속의 아이를 위해 더 열심히 사는 쪽을 선택했었다. 그랬던 내가 결혼 7년차에 내 집 마련까지 한 마당에 남편과 아들을 뒤로 하고 죽을 결심을 한 건 아토피,

그 죽일 놈의 아토피 때문이었다.

암 환자를 가까이에 두고 있는 분들께는 죄송한 말이지만 그 당시 나는 솔직히 남편의 암보다도 딸의 아토피가 더 무서웠다.

유잉육종을 앓는 남편이 잘못될까봐 가슴 졸이며 살았던 5년보다 딸아이의 극심한 아토피로 매일 밤잠을 설친 지난 1년간이 더 지옥 같았기 때문이다. 저녁만 되면 미친 듯이 제 살점을 쥐어뜯고 피투성이가 되는 딸아이를 볼 때마다 마치 우리 모녀만 산 채로 지옥에 던져진 듯했다. 피가 줄줄 흐르고 하얀 뼈가 보일락 말락 할 정도로 온몸을 긁어대는 아이를 볼 때마다 가슴 속으로 수천 수만 번을 울었다.

딸은 태어났을 때부터 아토피가 있었던 건 아니었다. 아빠를 닮아 좀 까무잡잡해서 그렇지 보통의 건강한 아기들처럼 부드럽고 매끄러운 살결을 가지고 있었다. 게다가 한 살 많은 제 오빠가 생후 6개월 때부터 두 돌이 되기 전까지 아토피가 있었던 터라 더욱 조심하며 키웠다. 그런데 생후 18개월 무렵 MMR(홍역, 풍진, 볼거리) 예방 접종을 하고 나서 열과 함께 온 몸에 울긋불긋한 발진이 올라왔다. 예방 접종을 한 보건소에서는 절대로 백신 부작용이 아니라고 말했지만 소아과 의사는 아이에게서 홍역과 풍진 증상이 복합적으로 나타난다며 백신 부작용이 거의 확실하다고 했다.

부작용 때문에 예방 접종을 하지 않는 부모들도 간혹 있다고는 들었지만 내 아이가 예방 접종 부작용을 겪게 될 줄은 꿈에도 몰랐다. 다행히 홍역과 풍진 증상이 심하지 않았지만 온 몸에 생긴 발진이 한참 시간이 지나도 가라앉질 않았다. 오히려 아이가 긁어서 생기는 상처들이 하나둘씩 생겨났고, 종종 특정 음식으로 인한 두드러기가 나타나곤 했다. 아이를 데리고 피부과를 찾았더니 의사는 아토피라고 했다. 단 한 번의 MMR 접종으로 홍역과 풍진을 앓은 것도 모자라 후유증으로 아토피까지 앓게 된 것이다.

화도 나고, 억울하기도 했지만 큰 아이의 아토피가 자라면서 자연스럽게 없어졌던 터라 둘째 또한 그러려니 하고 생각했다. 평소 자연 식품과 인체의 자연 치유 능력을 신봉해오던 나이기에, 아이에게 제철 채소와 과일을 많이 먹게 하고, 햇볕 아래 많이 뛰놀게 하다보면 점차 면역력이 높아지면서 아토피가 나을 거라고 생각했다. 동물성 식품과 가공식품의 섭취를 멀리하고 현미와 채소, 과일을 풍부하게 먹인 덕분에 아이들은 가끔 환절기에 감기에 걸리는 것 빼곤 건강하게 잘 자라 주었다.

남편도 딸도 아프다 보니 무엇을 먹일지, 어떻게 조리할지, 어디서 식재료를 구입할 지에 대해 많은 고민을 할 수밖에 없었는데 내가 내린 결론은 자연 식품 즉, 통곡물과

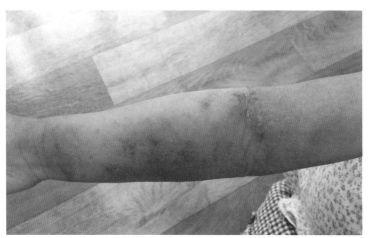

((•)) 2015년 6월 30일 아이의 팔. 극심한 가려움에 시달리고 있었다.

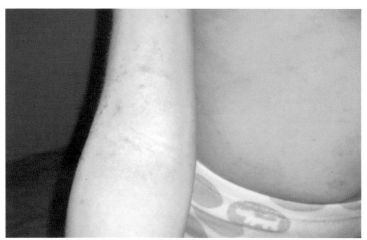

((•)) 2015년 12월 8일 독소가 빠지면서 가려움도 미약해졌다.

채소, 과일, 견과류를 골고루 많이 먹는 것이었다. 공산품이 필요할 땐 마트를 이용하기도 했지만 식재료를 구입할 땐 반드시 생협(한살림)이나 로컬푸드를 이용했다. 아침엔 꼭 사과를 먹고, 백미가 전혀 섞이지 않은 현미잡곡밥에 표고·다시마 육수로 끓인 국, 반찬 한 가지 정도로 밥상을 차렸다. 조미료는 죽염과 코코넛설탕, 꿀, 간장, 된장, 깨, 생들기름을 쓰고, 간식으로는 생과일과 생채소(당근, 오이, 고구마), 생견과류(땅콩, 아몬드, 잣, 건포도 등)를 자주 주려고 노력했다.

물은 끓여서 먹는데 보통 현미차나 녹차를 마셨다. 건강보조식품으로는 가루로 된 생식, 클로렐라, 유산균, 해독주스, 청혈주스 등을 먹었는데 가장 효과를 많이 봤던 것은 생채소와 생과일을 갈아 만든 과채주스였다. 재료는 해독주스와 거의 같지만 채소를 생으로 넣어서 만들었다. 우선 믹서에 물기가 많은 토마토와 사과를 넣고 그 위에 당근, 양배추, 케일이나 상추, 바나나, 꿀을 넣고 적당히 갈아 마시면 되는데, 그때그때 구하기 쉬운 제철 재료를 이용하면 되지만 생양배추를 넣었을 때 특히 효과가 좋았다. 딸아이가 2015년 2월에 대하를 먹고 두드러기가 나 심하게 긁는 바람에 곳곳의 살갗이 문드러지고 피가 줄줄 흘렀던 적이 있다. 병원 치료에 대한 회의감이 많이 들었을 때라 병원에

아토피 디톡스가 답이다

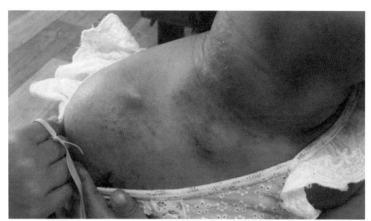

((•)) 2015년 5월 22일 아이의 목. 진물과 농은 없어졌지만 가려움은 여전했다.

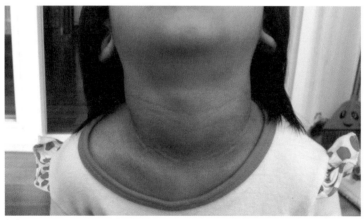

((•)) 2015년 9월 3일 아이의 목은 검은 흔적만 남아 있다.

가고 싶은 충동을 꾹 참고, 독한 마음으로 일주일 동안 가공식품, 유제품, 육류, 어패류 등을 완전히 제한하면서, 하루 두 번 생양배추를 넣어 만든 과채주스와 클로렐라, 유산균을 먹였다. 그렇게 일주일이 지나자 아이의 피부는 두드러기가 나기 전보다도 더 좋아졌다.

현미채식 위주의 식생활을 유지하자 아이의 아토피는 경미한 수준의 증상만 보였다. 무릎 뒤와 팔꿈치 안쪽만 약간 붉은 상태였고, 최소한 잠은 잘 잤으니까 말이다. 문제는 어쩌다 아이가 식품첨가물이 들어 있는 음식을 먹게 될 때였다. 캐러멜, 사탕, 과자, 아이스크림, 빵, 떡, 어묵, 튀김, 자장면 등을 먹게 되면 어김없이 심한 가려움증이 생겼다. 그럼에도 불구하고 아이는 다른 아이들처럼 빵, 과자, 사탕, 아이스크림 등을 너무 먹고 싶어 했고, 그런 아이를 지켜보는 주위의 어른들조차 아이에게 맛있는 음식을 자꾸만 주고 싶어 했다.

심지어 남편과 친정 엄마조차 '불량식품도 조금만 먹는 건 괜찮다', '자꾸 먹어 버릇해야 음식에 대한 면역력이 생긴다', '너무 참게 하면 아이 성격이 나빠진다'며 내게 핀잔을 주곤 했다. 나 혼자 아무리 해로운 음식으로부터 아이를 지키려 애써 봤자 어쩌다 먹게 된 캐러멜 하나가, 할아버지가 준 아이스크림 하나가, 마트에서 이건 괜찮겠지 생각하

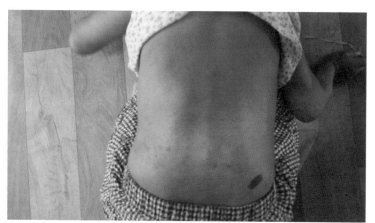

((•)) 2015년 6월 30일 아이의 등. 까맣게 변색된 피부와 심한 가려움이 있었다.

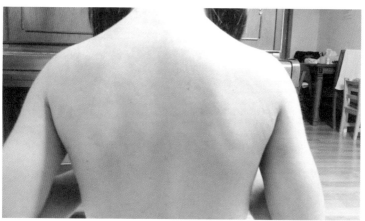

((•)) 2015년 12월 14일 아이의 등은 자연스러운 피부색을 되찾아가고 있다.

고 구입한 무지개떡 하나가 우리 아이를 아토피로 괴롭혔다. 가공식품이 천지에 널려 있는 대한민국에서 살고 있는 한, 모든 사람들의 의식이 바뀌지 않는 한, 딸아이의 아토피를 낫게 할 수 없을 거란 절망감이 들었다.

대한민국의 평범한 가정집이라면 인스턴트커피, 과자, 라면, 참치통조림, 어묵, 햄, 만두쯤은 당연히 있어야 하는 것이었고, 그건 친정이나 시댁, 친구 집을 놀러 가도 마찬가지였다. 아이가 어린이집을 가도 자장면, 카레, 만둣국, 어묵볶음 등의 메뉴가 매일 나왔고, 심지어 어린이집 원장 선생님으로부터 가공식품을 식단에 넣지 않으면 아이들이 밥을 잘 안 먹어서 어쩔 수 없다는 소리까지 들었다. 정말이지 식품첨가물을 대수롭지 않게 생각하는 주변 사람들의 인식이 아이의 아토피를 심하게 만드는 가장 큰 원인이었다.

아이가 아토피가 있다고 말해봤자 사람들은 한두 개쯤은 괜찮을 줄 알고 아이에게 과자, 사탕, 아이스크림을 주었고, 엄마인 나마저도 제발 좀 스트레스 안 받고 아무렇게나 먹고 살고픈 욕구가 점점 커지고 있었다. 2년 넘게 남편과 아이의 병을 음식으로 치유한답시고 애쓰다 지친 나는 종종 자극적인 음식을 먹으며 스트레스를 풀고 싶었고, 외식이 잦아질수록 딸아이의 몸에는 마치 훈장처럼 상처와

흉터가 늘고 있었다. 그렇게 식생활이 무너져 2014년 가을 즈음에는 아이의 온 몸이 아토피 피부염으로 뒤덮이고 말았다.

진짜 성한 곳이라고는 손바닥과 발바닥뿐이었다. 병원에 가면 의사가 우리 아이에게 심난함과 안쓰러움이 섞인 진심어린 눈빛을 보냈다. 아토피가 너무 심해서 6개월이 지나도 치료가 될지 모르겠다는 친절한 설명도 해줬다. 연고와 시럽약을 처방받고 정기적인 피부과 진료를 받으면서도 내 아이의 아토피는 좀처럼 나을 기미가 없었다. 대체 왜 이런 거냐고 의사에게 원인을 물어봐도 잘 모른다고만 하고, 아이에게 별 효과도 없는 스테로이드제와 항히스타민제만 계속 처방해 주는 것도 납득하기 어려웠다.

그래도 아토피에 관한 TV 프로그램을 보니 스테로이드제를 적절히 쓰면서 보습제를 충분히 발라 주는 것이 최선이라기에 믿고 따르는 수밖에 없었다. 처방받은 약은 최소한으로 사용하면서, 아침·저녁으로 씻기고 아기 피부의 힘을 길러 준다고 광고하는 로션을 듬뿍듬뿍 발라 주었다. 그리고 주변에서 아토피에 좋다고 하는 입욕제와 보습제를 사서 쓰기 시작했다. 유산균이니 청국장환이니 좋다는 것들도 이것저것 먹여 봤다. 양방에선 치료가 불가능한 것 같아서 한방병원도 가봤다. 비싸게 주고 사온 습포도 해보고 한방 연고와 로션도 발라보고 한약도 먹여봤지만 별 차도가 없었다.

녹차, 감초, 약쑥, 그라비올라, 미역귀, 유노하나 등을 입욕제로 써보고, 화장품 속 첨가물이 못미더워 비누와 화장품을 직접 만들어 쓰기도 했다. 올리브오일과 티트리 에센셜오일을 섞은 바디오일은 가려움증을 진정시키는 데 효과가 있었지만 피부가 좀 나아지면 어김없이 먹게 되는 가공식품 때문에 약간 호전됐다가 더 악화되는 것을 수차례 반복하다 보니 종국에는 아이보다 내가 먼저 지쳐버렸다. 배가 터져 죽을지언정 온 세상의 모든 가공식품들을 다 먹어치워 버리고 싶었지만 불가능했고, 풍요로운 물질문명 속에서 사는 한 아토피는 절대 나을 수 없으리란 생각이 들었다.

매일매일 저녁만 되면 할아버지를 닮아 유달리 목청이 큰 아이는 윗집·아랫집 밤잠을 깨울 정도로 크게 울어 댔고, 한집에 사는 가족들의 고통이야 이루 말할 수도 없었다. 집에서 맘 편히 잠을 잘 수도, 먹을 수도 없었다. 얼굴까지 심하게 올라온 아토피 때문에 외출할 때마다 아이에게 쏟아지는 시선들은 더더욱 끔찍했다. 비록 그것이 징그러운 것을 보고 놀란 어린아이의 눈망울이든, 제 자식처럼 걱정하는 어른의 안타까움이든 간에 그로 인해 난 마치 내

자신이 대역죄인처럼 느껴졌다.

'대체 부모가 애를 어떻게 관리했기에 피부가 저 모양이래... 쯧쯧 애가 너무 불쌍하다.'

그런 말들이 내 상상 속에서 머릿속에 울려 퍼지곤 했다. 한편으론 '나도 너무 힘들다고요. 안 해본 것 없이 다 해봤는데 더 이상 날더러 어쩌라고요!' 하는 억한 심정도 마구 치밀었다.

책, 방송, 인터넷, 누군가의 소개 등을 통해 알게 된 아토피에 좋다는 방법들을 이것저것 시도해 보았지만, 그 어디에서도 아토피의 원인과 치료책을 찾을 수 없었기에 깊은 산속으로 이사 가는 수밖에 없겠단 생각만 들었다. 도시에서 편히 살길 원하는 남편을 어렵사리 설득해 공기 좋은 시골집을 알아보던 차에 포름알데히드 등의 실내 오염물질 때문에 아토피가 생긴다는 말을 듣게 되었다. 업체에서 사람들이 와 집안에 있는 MDF와 값싼 원목 가구들을 없애고, 공기정화 기능이 있는 천연 벽지와 무독성 천연 장판을 시공하면 도시에 살면서도 아이의 아토피가 확실히 낫는다고 했다. 시공 후에도 낫지 않는다면 어린이집에서 마신 나쁜 공기가 원인이라며 특허 받은 공기정화 스프레이를 아이가 다니는 어린이집에 보내 수시로 뿌리게 하면 나을 거라고도 했다.

작년 가을에 심한 미세먼지 탓에 환기도 하지 않고 계속 보일러를 틀며 아이의 아토피가 더 심해졌던 터라 실내의 나쁜 공기가 우리 아이의 아토피에 직접적인 영향을 미쳤을 거라는 확신이 들었다. 곰팡이가 없고 햇볕이 잘 드는 남향집을 택해 이사를 하면서 장롱, 식탁, 책꽂이 등 합판 가구를 죄다 버렸다. 빚까지 내서 천연 벽지와 천연 장판을 시공했다. 이사에 도배, 장판까지 이제 내가 할 수 있는 건 다 했단 생각이 들었던 터라 나는 금세 아이의 아토피가 나을 거라는 꿈에 부풀었다. 원래 설치되어 있던 신발장과 싱크대, 붙박이장조차 마음에 걸려서 집안에 있는 모든 문짝과 서랍을 열어 놓고 하루 한 시간 이상 환기도 시켰다. 공기 좋은 곳으로 이사는 못 갔어도, 공기 좋은 곳에 자주 가면 될 것 같아 일주일에 두세 번씩 아이와 함께 산도 올랐다. 그런데 실내의 나쁜 공기를 없애고 좋은 공기를 맡게 하려는 노력을 한지 일주일이 지나고, 보름이 지나도 아이의 가려움증은 줄지 않았다. 대체 무엇이 원인인지 어떻게 해야 이 아토피 지옥에서 벗어날 수 있는지 도무지 알 수 없었다.

너무도 답답한 마음에 책 속에 길이 있을 지도 모른다는 실낱같은 희망으로 아토피 관련 서적들을 찾아보다가 출간된 지 한 달도 채 안 된 『아토피 완전정복』이란 책을 보게 되었다. 디톡스로 아토피를 고칠 수 있다는 개념이 꽤 인상 깊었다. 책을 사서 읽어 보니 아무도 속 시원히 말해 주지 않았던 아토피의 원인과 해결책이 그 안에 적혀 있었다. 아토피의 원인이 되는 독소의 유입을 막고, 체내에 쌓인 독소를 해독하면 아토피가 낫는다고 했다. 그간 내가 알던 지식들과 일맥상통하면서도, 왜 그런지 구체적인 설명이 되어 있어서 신뢰가 갔다.

이번이 진짜 마지막이다 생각하며 책의 내용을 하나씩 실천하기 시작했다. 제일 먼저 입, 코, 피부를 통해 들어오는 독소의 유입을 막기 위해 집안 환경부터 꼼꼼히 체크했다. 음식을 통해 독소가 유입되지 않도록 가공식품과 외식을 멀리하는 것은 물론이고 체내 독소를 배출시키는 데 좋은 미역, 다시마, 현미, 고구마 등의 자연식품 섭취를 늘렸다.

그리고 피부 속에 축적된 독소를 빼내기 위해 책에 소개된 자미원 피부 디톡스 제품을 구입해서 써 보았다. 그간 아토피에 좋다는 것들에 너무나도 많은 실망을 해보았던 터라 기대 반 걱정 반이었지만 그 동안 해본 것 중 가장 놀라운 효과를 봤다. 고작 만 원짜리 미네랄 비누 한 장과 만팔천 원짜리 미네랄미스트 한 통이 3주도 안 되어서 가져온 변화는 정말 극적이었다.

아이의 온 몸에 비누칠을 해서 샤워를 시키고, 샤워 후 전신에 미스트를 뿌려 주고, 천연 상처 치유 연고를 발라 줬다. 처음 2주 동안은 아이가 더 가려워하고 상처가 심해지고 진물도 많이 났지만 3주가 되면서 급속도로 상처가 아물었고, 우둘투둘했던 피부가 조금씩 정상으로 돌아오기 시작했다. 미네랄을 이용한 피부 디톡스의 결과는 대성공이었다.

온 집안 식구들이 기뻐했고, 주변에서도 아이의 좋아진 피부를 보고 축하 인사가 이어졌다. 밤마다 찾아오는 가려움증은 여전했지만 아이 피부가 날로 좋아졌기에 앞으로 두어 달이면 완치되겠구나 하고 철석같이 믿고 있었다.

그런데 한 달이 못 되어서 다시 상처가 심해지고 진물이 나기 시작했다. 팔이 아프도록 한참을 긁어서 재워놓으면 가렵다고 또 깨고, 또 깨기를 반복하였다. 신생아일 때보다도 더 자주 일어나 가렵다고 울어대니 나 역시 잠을 잘 수가 없었다. 아이의 몸은 다시 예전처럼 진물과 피투성이가 되었고, 열흘 넘게 잠을 못 자면서 심한 우울과 절망감에 빠졌다. '아, 이번에도 아니구나. 이제는 더 이상 희망이 없구나.' 하는 생각에 빠지면서 사는 게 지옥처럼 느껴졌다.

그래서 2015년 7월 10일, 딸과 함께 죽을 결심을 하고 집을 나섰다.

"딸, 뭐 먹고 싶어? 엄마가 다 사줄게."

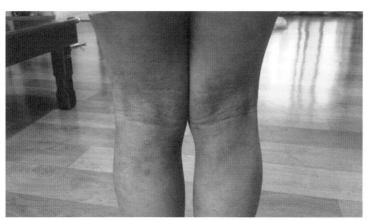

((•)) 2015년 6월 30일 아이의 다리. 피부는 극심한 가려움과 함께 새까맣게 변색되었다.

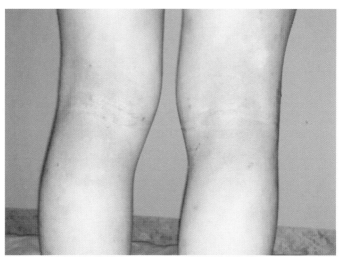

((•)) 2015년 12월 8일 아이의 다리는 제 피부 색을 되찾고 있다.

"······ 과자랑, 아이스크림~"

한참을 당황한 눈치였다가 조심스럽게 말을 꺼내는 아이의 모습이 가엾게 느껴졌다. 이렇게 될 줄 알았으면 그동안 먹고 싶은 거라도 많이 사줄 걸 하는 후회가 밀려왔다. 무거운 발걸음으로 걸어서 동네 슈퍼를 가려는데 때마침 비가 왔다. 인생의 마지막이 될지도 모르는 날에 우산도 없이 비를 맞는 우리 모녀가 너무 불쌍하게 느껴져서 "딸아, 미안한데 비가 와서 오늘은 슈퍼에 못 갈 것 같아."

그렇게 비를 핑계로 집으로 돌아와 한참을 소리 없이 울었다. '내가 잠깐 정신이 나갔었구나'

그 후로 며칠이 지나서 『아토피 완전정복』의 저자이신 김성호 박사님께 전화가 걸려왔다. 아이 상태가 어떤지 묻는 안부전화였다. 다시 나빠져서 너무 힘들다는 나의 말에 리바운드 현상이라고 답해 주셨다. 예전보다 더 깊은 피부층에서 독소가 배출되는 과정에서 일시적으로 나빠진 것처럼 보일 뿐이라는 것이었다. 리바운드 현상이 다섯 번까지 있었던 환자도 있었지만 우리 딸은 어리고, 약물 사용도 별로 안 했기에 두세 번이면 될 거라고 했다. 그것도 모르고 딸과 동반자살을 하려고 했던 내가 어리석게 느껴지면서 다시금 아토피가 나을 수 있으리란 희망을 갖게 되었다.

두 번째의 리바운드 현상이 끝나고 아이 피부는 다시 좋아지기 시작했고, 예전보다 얼굴빛이 환해졌다. 어딘지 아픈 애처럼 보이던 어둡고 칙칙했던 얼굴빛이 생기 있고 윤기 나게 바뀐 것이었다. 게다가 전보다 가려움증이 줄었고, 조금은 가공식품을 먹어도 피부가 나빠지지 않았다. 마음 편히 외출도 하고 외식도 할 수 있게 되었다. 아토피가 심해지기 전처럼 평범하게 살 수 있게 된 것이었다. 『아토피 완전정복』 책을 써주신 박사님께 정말 감사했고 말로 다 표현할 수 없을 정도로 뿌듯하고 행복했다.

현재 우리 아이의 아토피가 완전히 없어진 것은 아니다. 음식 관리를 잘못하면 다시 아토피가 올라오고는 한다.

그래도 내가 감사하게 생각하는 건 일상생활이 불가능할 정도의 중증 아토피에서 충분히 관리가 가능한 경증 아토피로 회복되었다는 것이다. 지금처럼 먹는 것도, 바르는 것도 디톡스에 신경 쓰는 생활습관을 유지한다면 우리 가족은 전보다도 더 건강하고 활기차게 삶을 영위할 수 있을 것이다.

끝으로 나의 오랜 친구이자 스승이었던 한 친구에 관한 이야기를 하고 싶다. 서른 셋, 젊은 나이에 암으로 세상을 떠난 그녀는 10여 년 전 악성림프종 진단을 받은 후 고된 항암 치료를 받고 5년 전쯤엔 암이 완치됐다고 했다. 그런데 1년 전 호흡곤란으로 병원을 찾았다가 뇌종양이라는 진단을 받게 되었고, 이제 그녀는 세상에 없는 존재가 되었다. 내 남편이 암 진단을 받았을 때도 나를 위로해 줬고, 죽기 전까지 고된 항암 치료 중에도 제 몸보다 내 딸의 아토피를 더 걱정해준 천사처럼 착하고 따뜻한 친구였다.

굳이 이 이야기를 하는 이유는 국민 3명 중 1명이 암 환자이며 온갖 발암물질이 버젓이 유통되는 대한민국에서 암보다 아토피를 먼저 앓게 된 것은 다행스러운 일이라고 말하고 싶어서이다. 만일 내 친구가 암에 걸리기 전에 아토피를 먼저 앓았더라면 먹는 음식과 쓰는 물건들에 대해 좀 더 조심했을 것이다. 아토피로 인해 유해 독소의 심각성을 깨닫고 독소의 유입을 막고 더 나아가 체내의 독소를 제거하는 생활습관을 유지했다면 내 친구의 암은 재발하지 않았을 거다. 가공식품과 외식을 달고 살던 그녀의 모습이 안타깝게 떠오른다.

디톡스를 하다 보면 아토피뿐 아니라 암 등의 중병도 예방할 수 있다. 왜 하필 나만, 왜 하필 우리 애만 아토피여서 마음 편히 살지 못하는지에 대해 조금 덜 속상했으면 좋겠다. 나는 오히려 아토피가 없어서 이것저것 마음껏 먹고 아무거나 쓰는 아이들이 더 걱정된다. 아무 증상도 없이 오랜 기간 체내에 독소가 쌓이는 것이 얼마나 무서운 결과를 초래하는지 가까운 사람들을 통해 몸소 겪어봤기 때문이다.

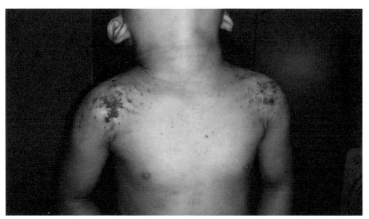

((•)) 2015년 12월 8일 몸의 상태가 좋아졌던 아이는 아이스크림, 고기 등을 먹은 뒤 리바운드 현상이 나타났다.

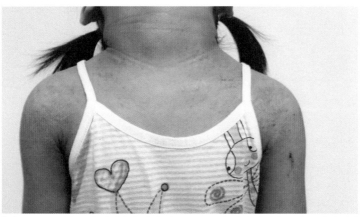

((•)) 2015년 12월 16일 어머니의 관리 덕분으로 1주일 만에 아이의 상태는 다시 정상으로 회복되었다.

이제 이 책을 읽고 아토피의 원인과 답을 알게 된 당신이 제대로, 꾸준히 디톡스를 실천하길 바란다. 그리고 혹시 우리 아이처럼 배독 현상과 리바운드 현상을 겪게 되더라도 당황하지 말고 잘 견뎌냈으면 좋겠다.

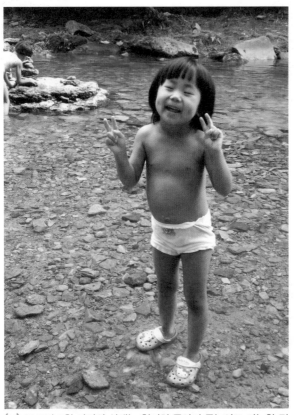

((•)) 2015년 8월 아이의 상태는 현저히 좋아져 물놀이도 가능할 정도가 되었다.

내가 디톡스를 통해 지옥에서 벗어나 가족의 평범한 일상을 되찾은 것처럼, 당신 또한 당신이 소망하는 삶을 반드시 되찾게 될 것이기 때문이다. 피부 속부터 환해질 당신의 얼굴이, 그리고 밝아질 당신의 삶이 눈앞에 아른거린다.

디톡스로 아토피를
극복한 사람들

『아토피 완전정복』이 출간된 이후 많은 아토피안들이 치유되었는데, 10년 이상 아토피를 앓아온 김예지 양(22세)도 그 가운데 한 명이다. 김 양은 11살에 아토피가 생겼고 지금까지 안 다녀본 병원, 한의원이 없었다고 한다. 좋다는 곳을 다 다녀봤지만 효과는 없었다는 것이다.

결국 병원 치료를 포기하고, 운동과 식이요법을 시작하였다. 2년 전부터 시작한 식이요법, 운동, 홍삼 섭취 등을 통해 아토피가 많이 호전되었으나 엉덩이부터 허벅지 부분이 여전히 심하다고 하였다. 마지막이라는 심정으로 순수비누와 미스트를 사용한 후 1주일 만에 현저히 좋아지는 현상을 경험했다. 순수비누는 일반 비누와 다르게 전혀 건조하지 않았고 비누 사용 후 특히 가려움증이 없어졌다고 한다. 미스트를 뿌려도 마찬가지 효과를 보았다고 한다.

태어날 때부터 아토피를 앓았던 한상도 군도 자미원을 통해 희망을 찾았다. 한 군의 부모는 아로마 치료, 소금물, 알로에, 한약, 광선치료, 침 등 할 수 있는 일은 모두 했지만 효과는 보지 못했다. 그러던 와중에 자미원을 사용한 뒤로는 얼굴부터 시작해서 팔, 다리 부분들이 조금씩 개선되어 가고 있다.

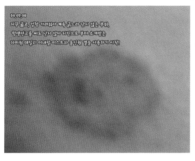

① 2014년. 9월 8일.
자꾸 긁고, 엄청 가려워서 계속 긁느라 낫지 않는 부위. 항생연고를 써도 낫지 않아 지인으로부터 소개받은 자미원 데일리 미네랄 미스트와 올인원 겔을 사용하기 시작!

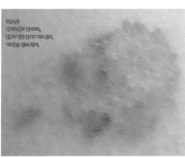

② 2014년. 10월 5일.
딱지도 많이 없어지고, 환부가 점점 좁혀져 가고 있다. 가려움은 안 느껴진다.

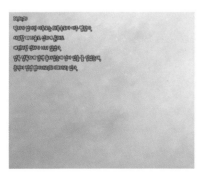

③ 2014년. 10월 20일.
딱지가 없어진 이후로는 회복 속도가 아주 빨랐다.
샤워할 때 타올로 심하게 긁혀도 예전처럼 상처가 나지 않았다.
얼룩덜룩하게 갈색 흉터같은 게 남아있을 줄 알았는데, 흔적이 점점 밝아지고 (희미해지고) 있다.

아토피 가족들을 더욱 힘들게 하는 것은 수많은 정보들이 홍수를 이루고 있다는 사실이다. 어떤 것이 진짜인지 마케팅인지 분간을 못할 정도이다. 온갖 방법을 찾다보면 아이는 아이대로 지치고, 부모는 부모대로 힘겨워한다. 경제적인 부담도 무시할 수 없다.

인천의 강미옥 씨는 "왜 진작 이런 정보를 알려 주지 않았어요? 진작 알았더라면 이런 고생 안 하고, 헛돈 날리지 않았을 텐데"라며 푸념 섞인 하소연을 했다. 그의 말도 일리는 있지만, '거짓'이 난무할 때 일수록 '참'은 가려지는 세상이니 어찌할 도리가 없다. 참과 거짓을 분간할 수 있는 것도 부모의 지혜이다. 아토피를 앓고 있는 사람들에게 필자는 이제 더 이상 현란한 말장난에 속지 말고 결과로 판단하라고 조언한다. 결과로 입증되지 못하는 이론은 아무 의미가 없다.

강미옥 씨도 아이의 아토피를 치유하기 위해 병원, 한의원을 돌고 돌아 수많은 약들을 먹이고, 온갖 보습제를 발라 봤지만 아토피는 점점 더 악화되어 갔다고 한다. 자미원 미스트와 팩을 사용하면서 아이의 상태가 현저히 좋아지기 시작했다.

강 씨는 보름치 분량을 사흘 만에 사용할 정도로 치유에 열정을 갖고 임했다. 자연 그대로의 물이다 보니 부작용은

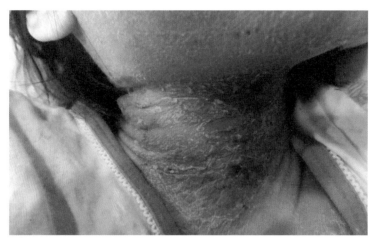

((•)) 2015년 12월 15일 자미원 디톡스를 시작하자 아이의 목과 얼굴에서 진물과 고름이 솟구치기 시작했다.

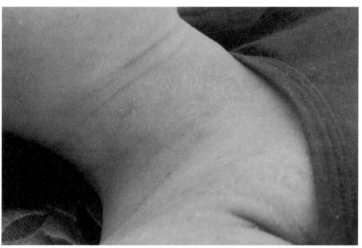

((•)) 2016년 1월 8일 독소가 어느 정도 제거되면 피부가 각질화 되어 떨어져 나가게 되고, 새로운 세포가 자리 잡게 된다.

염려할 필요가 없었던 것이다. 무엇보다도 아이의 증세가 눈에 띄게 좋아지고 있었기 때문이다.

자미원을 사용한 지 8일이 지나자 아이의 온 몸에는 각질이 일어나기 시작했다. 독소가 제거되면서 죽어가던 피부 조직이 새롭게 살아나기 시작한 것이다. 죽은 조직이 각질화 되어 떨어져 나가면 새로운 피부조직이 자리를 잡게 되는데, 아이는 불과 1주 만에 그런 현상을 보인 것이다. 엄마의 정성이 만들어낸 결과였다.

그렇지만 7년 동안 스테로이드를 발라온 아이의 몸에는 독소가 뿌리박혀 있었다. 이후 3달 정도 아이와 엄마는 엄청난 고통을 겪어야 했다. 온몸에서 진물과 고름이 터져 나왔고, 체온도 39도를 오르내리기 일쑤였다.

아이의 몸에서 나온 진물은 림프액이다. 림프의 주된 역할은 우리 몸의 노폐물을 청소하는 것이다. 만약 림프절에서 면역세포가 독소를 제거하지 못하면 독소가 림프관을 타고 몸속을 돌아다니면서 온몸에 퍼지게 된다.

아토피 치유에 있어 경제적인 부분도 간과할 수 없다. 고통스러워하는 아이를 그냥 둘 부모는 없다. 좋다는 것이 있다면 호주머니 사정 생각하지 않는 것이 부모 마음이다. 그런 분들에게 하는 말이 있다.

"헛돈 쓰지 마세요."

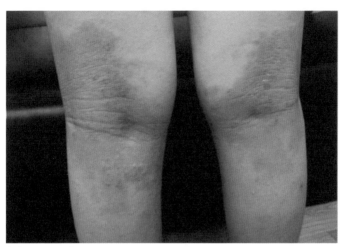

((•)) 2015년 12월 2일 자미원 디톡스를 시작하면서 피부 속에 자리잡은 독소가 검붉은색을 드러내고 있다.

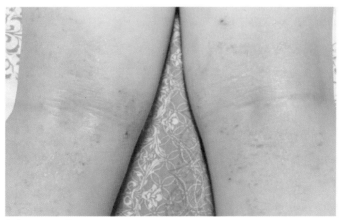

((•)) 2016년 4월 13일 다리의 독소는 현저히 약화되었고, 피부도 본연의 건강 을 되찾고 있다.

명의를 찾아다니는 병원 순례, 면역력을 강화시켜 주는 한약, 일본까지 달려가서 하는 온천욕 등 몇 번만 되풀이하다 보면 몇 백 만원 씩 날리는 일은 예사다. 아토피 치료에 1년에 1천 만원 정도씩 들어간다는 부모들도 흔하다. 문제는 돈 들인 보람이 없다는 점이다. 그런 방법으로 완치되었다는 사람은 보지 못했다. 돈은 돈대로 날리고, 몸은 몸대로 축나면서도 아토피는 전혀 차도가 없다. 그것은 병의 본질을 제대로 파악하지 못했기 때문이다.

서울 강동구의 김혜민(13세) 군의 어머니 안선숙 씨도 수백 만원을 날렸지만 아이의 상태는 점점 더 심해졌다. 입소문을 듣고 자미원을 찾았을 때는 이미 중증이었다. 한약도 꾸준히 먹이고, 알칼리 이온수기까지 구입하여 사용했지만 역시 효과는 보지 못했다. 자미원 사용 5달 만에 아이는 놀라울 정도로 차도를 보였다.

아토피의 원인은 몸에 쌓인 독소이다. 치유의 초점은 독소의 해독에 맞춰져야 한다. 독소를 해독하지 않는다면 그 어떤 방법도 소용이 없다. 경기도 산본에 사는 한 어머니로부터 흥미로운 말을 들었다. 20대 초반의 아토피안 아들을 둔 어머니는 '이번에는 아토피를 뿌리 뽑고야 말겠다'는 비장한 각오로 유명하다는 한의원에서 고가의 한약을 구입했다고 한다.

흥미로운 것은 한의사의 말에 있었다. 이 한의사는 "약을 부지런히 먹으면서, 몸의 독을 빼 주는 것이 중요하다. 사우나에서 반신욕으로 땀을 빼 주고, 매일같이 좌훈으로 독소를 제거해 주어야 한다"고 말했다는 것이다.

한의사는 아토피의 원인도 알고 있었고, 정확한 치료법도 알고 있었다. 하지만 그가 말한 치료법대로 하면 값비싼 한약을 팔아먹을 수 없다는 문제에 부딪칠 수밖에 없다. 이 한의원이 유명한 것은 한의사가 처방해 주는 한약에 있는 것이 아니라, 디톡스 방법 때문이라는 것을 짐작하기란 어렵지 않다. 실제 이 청년의 경우 한약만 먹었을 때는 오히려 더 심해졌는데, 약 복용을 중단하고 좌훈만 열심히 했더니 몸이 좋아지기 시작했다고 한다.

이제 더 이상 속아서는 안 된다. 병원 치료를 받게 되면 그 증상은 당장 사라지지만, 그 과정에서 면역체계가 무너지게 되면 다른 악성 질병이 생기게 된다. 아토피가 대표적인 사례다. 아토피는 체내의 독소로 인해 생긴 질환이다. 독소를 해독하지 않는 이상 절대로 치유될 수 없다. 그런데도 병원에서는 근본적인 원인인 독소는 그대로 두고, 독소를 배출하는 과정에서 생긴 가려움증이라는 증상을 없애는 데에만 집중한다.

인체의 면역 반응을 억제시키게 되면 일시적으로 가려

움증은 못 느낄 수 있다. 가려움증을 못 느끼게 되면 일반 대중은 치료된 것으로 오해하게 된다. 가려움증은 몸의 이상을 사전에 경고하는 면역 반응이다. 가려움증이 정지되어 있는 동안 인체를 죽이는 독소는 점점 더 강해지게 된다. 병원 치료를 오래 받을수록 아토피 치유가 어려워지는 것은 이런 구조 때문이다.

다시 한 번 강조하지만, 아토피의 원인은 '독소'이다. 아토피 치유는 디톡스가 답이다.

| 참고자료 |

1) '아토피(atopy)'의 어원이 되는 'topos'는 장소를 의미하는 단어다. 반대의 뜻으로 사용되는 a를 앞에 붙이게 되면 '장소 밖(out of place)'을 의미하게 된다. 즉 아토피는 '알 수 없는, 비정상적인 질환'을 의미한다고 볼 수 있다.

2) 삼성서울병원 아토피 환경보건센터, 『아토피질환 예방·관리 총람』, 환경부, 2012, pp.11-14.

3) 서울대병원 자료에서 제시된 치료법을 요약하면 다음과 같다. '부신피질 호르몬제, 면역조절제, 국소 면역조절제, 항히스타민제가 사용된다. 알레르겐, 자극 물질, 스트레스를 피하도록 하는 다각적인 치료가 필요하며, 환자에 따라 개별화된 치료를 시행해야 한다.'

4) 데이비드 프리드먼, 『거짓말을 파는 스페셜리스트』, 안종희 옮김, 지식갤러리, 2011, p.343. 노스캐롤라이나 대학의 한 연구원은 "장내시경 검사를 통해 여러 종양들을 찾아내지 못했다. 이것은 정말 놀라운 결과다. 이 결과는 우리를 한 걸음 물러서서 심각하게 고민하게 만든다. 우리는 도대체 뭘 알고 있는 것인가?"라는 논평을 내놓기도 했다.

5) 삼성서울병원 아토피 환경보건센터, 『아토피질환 예방·관리 총람』, 환경부, 2012, p.11.

6) 김태윤, 「아토피 피부염 치료의 최신 경향」, 『소아알레르기 및 호흡기학회지』제19호, 2009, pp.209-219.

7) 흔히 백일을 전후하여 증상이 시작되며 피부 건조증과 양 볼에 가려움증을 동반한 붉은 반점이 나타나는 홍반, 각질에 하얀 부스러기가 생기는 인설(鱗屑) 등이 좋아졌다가 사라졌다가를 반복한다.

8) 김규한, 「아토피 피부염의 우리나라 현황 및 특징」, 『대한의사협회지』제57권 제3호, 대한의사협회, 2014, pp.208-209.

9) 데브라 린 데드, 『독성프리』, 제효영 옮김, 윌컴퍼니, 2012, pp.41-42.

10) 아보 토오루, 오니키 유타카, 『내 몸을 살리는 면역의 힘』, 이진원 옮김, 부광, 2007, p.108.

11) 유진규, 『청결의 역습』, 김영사, 2013, pp.24-25.

12) 베트남 출신의 틱낫한 스님도 『화』라는 책에서 '우리의 몸은 먹는 음식과 밀접한 관계가 있으며, 음식에 화가 들어 있는 경우가 있다'고 한다. 가령 광우병에 걸린 소의 고기를 먹었을 때 그 고기에는 화가 들어 있다. 그럴 때 우리는 화를 먹는 셈이며, 그것을 먹고 난 다음에는 그 화를 표현하게 된다는 것이다. 그러므로 우리는 모든 음식을 잘 살펴서 먹어야 한다.

13) 티에리 수카르, 『우유의 역습』, 알마, 2011, pp. 210-212.

14) 국민일보, 「동물에 먹이는 '항생제' 인체에도 영향 미친다」, 2014년 3월 4일자. 이 문건은 FDA가 가축에 사용된 항생제가 인간에게도 유해한지 여부를 10년(2001~2010년)에 걸쳐 조사한 자료로, 시민단체 소송 과정에서 공개됐다. 고기를 먹는 사람에게 항내성 박테리아 전염을 일으킬 수 있는 항생제는 페니실린, 테트라사이클린 등 18개에 달했다.

15) 동아일보, 「가축 항생제, 인체에 치명적 영향」, 2014년 1월 30일자.

16) 1995년 우유 업계에서는 고름우유 논란이 벌어졌으나 해당 업계에서는 과학적인 반박 자료를 내놓지 못했었다. 보빈 성장호르몬은 유방 감염을 일으킬 수 있는데, 이럴 때 고름우유를 생산하게 된다. 미국은 우유 속 고름의 세포 농도 기준을 세계에서 가장 높게 유지하고 있다.

17) 허현회, 『의사를 믿지 말아야 할 72가지 이유』, 맛있는 책, 2013, pp.212-213.

18) 데브라 린 데드, 『독성프리』, 제효영 옮김, 월컴퍼니, 2012, pp.342-344.

19) 방송에 따르면 한국인이 1년 동안 섭취하는 식품 첨가물은 무려 24kg에 달한다고 한다. 성인 남녀 6천 명을 대상으로 국가별 체내 유해 화학물질 농도 조사 결과, 우리나라 성인의 혈중 수은 농도는 3.08mg으로 다른 나라에 비해 월등히 높은 것으로 나타났다.

20) 아질산나트륨은 발색제이면서 풍미까지 책임진다. 고기의 먹음직스런 붉은색을 내는 발색제인 아질산나트륨은 고기의 맛을 풍부하게 해 주고, 미생물의 성장까지 억제하는 일석삼조의 역할을 한다. 고기를 가공하는 과정에는 빠뜨릴 수 없는 첨가물인 것이다.

21) 안병수, 『과자, 내 아이를 해치는 달콤한 유혹』, 국일미디어, 2010, p.57.

22) 소시지에는 '산도조절제, L-글로타민산나트륨(향미촉진제), 복합스파이스엘201-2, 폴리인산나트륨, 아질산나트륨, 피로인산나트륨, D-소

르비톨(감미료)….' 등 10여 가지가 넘는 첨가물이 사용되었다.

23) 아베 쓰카사, 『인간이 만든 위대한 속임수 식품첨가물』, 국일미디어, 2009, pp.48-51.

24) 이승남, 『내 가족을 위협하는 밥상의 유혹』, 경향미디어, 2010, p.5.

25) 우리가 음식을 먹을 때 한 가지만 놓고 먹지는 않는다. 예를 들어 부대찌개에는 햄, 소시지, 치즈, 라면, MSG 등이 들어가는데, 각각의 음식물로 볼 때는 허용 기준치를 넘지 않더라도 이것들이 모두 모였을 때는 상황이 달라진다.

26) 프탈레이트는 플라스틱을 부드럽게 만드는 화학물질로, 화장품 용기, 어린이용 장난감, 주방 및 화장실의 세제, 방과 거실의 바닥재, 각종 PVC 등에 이용되며 캔 제품을 만들 때는 에폭시 수지라는 화학물질이 첨가된다. 이들 제품으로 만든 병이나 캔에 음식을 담으면, 음식 안에서 비스페놀A 외 각종 유해 물질이 검출된다.

27) 서울대병원 김붕년 교수팀(소아정신과)은 주의력 결핍 과잉행동장애 어린이 180명(비교군)과 일반 어린이 438명(대조군)을 대상으로 소변 검사를 실시한 후, 프탈레이트 농도를 비교·분석했다. 그 결과 프탈레이트 농도가 ADHD 어린이에서 더 높게 나타났다. 프탈레이트는 ADHD 증상의 심한 정도와 유형에도 영향을 미쳤는데, 프탈레이트의 검출 농도가 높으면 어린이의 공격적이고 충동적인 성향이 높아졌다.

28) 이탈리아인 5,000명을 대상으로 연구한 결과 올리브유를 많이 먹은 사람일수록 혈당치, 혈중 콜레스테롤, 수축기 혈압 등이 낮은 것으로 나타났다. 또 올리브유는 노화로 인한 인지 능력 감퇴를 막아 준다는 연구 결과도 발표된 바 있다.

29) 식용유 업계의 주장대로 리놀렌산은 땅콩, 호두 등 견과류에 많이 함유돼 체내에 있는 콜레스테롤을 제거하는 역할을 해 심장병과 비만, 고혈압, 동맥경화를 비롯한 각종 성인병을 예방하고 치료하는 효과가 있다. 하지만 리놀렌산은 제조과정에서 전부 제거되어버리기 때문에 식용유와는 무관한 성분이 된다.

30) 미국 상원 영양문제특별위원회, 『잘못된 식생활이 성인병을 만든다』, 원태진 편역, 형성사, 2003, p.34.

31) 야마시다 데쓰모리, 『식용유가 뇌를 죽인다』, 김정환 옮김, 북퀘스트, 2014, pp.16-20.

32) 곽재욱, 『트랜스 지방』, 신일상사, 2006, pp.113-114.

33) 가공 치즈나 모조 치즈는 물성을 좋게 하기 위해 유화제를 넣고, 맛을 좋게 하기 위해 MSG나 향을 넣고, 맛있어 보이도록 인공 색소를 넣고, 보관성을 좋게 하기 위해 보존료를 넣는다.

34) 파울 트룸머, 『피자는 어떻게 세계를 정복했는가』, 김세나 옮김, 더난출판사, 2011.pp.183-184.

35) 북구처럼 자외선이 적은 지역에 사는 인간은 멜라닌 색소가 생성되지 않아 흰색의 피부를 갖게 되고, 자외선이 많은 지역에 사는 인간은 검은색의 피부를 갖게 된 것도 이런 이유에서다.

36) 차단 지수를 측정할 때 피부에 도포되는 크림의 양은 표면적 cm²당 2mg에 이른다. 일반적으로 사용하는 양은 cm²당 0.5~1mg 정도밖에 되지 않는다. 차단 효과를 보기 위해서는 지금보다 2~4배는 더 많이 발라 줘야 한다는 말이다.

37) 2003년 발간된 『화장품의 착향제와 합성 자외선 차단 성분이 환경에 미치는 영향』에 따르면, '자외선 차단 성분들이 지방과 쉽게 결합하는 성질이 있어 생선의 지방이나 여성의 모유에서도 발견되고 있다'고 한다.

38) 한겨레, 「한반도 오존층이 살아나고 있다」, 2014년 9월 18일자. 세계기상기구(WMO) 보고서에 따르면 '지구의 보호막 오존층이 점차 회복돼 2050년대가 되면 심각하게 파괴되기 이전인 1980년 수준으로 돌아갈 수 있다'고 한다.

39) 메디코파마뉴스, 「英, 30년새 피부암 증가율 3배」, 2010년 6월 1일자.

40) 햇볕을 가리고 생활하는 아랍 여성들은 자외선을 거의 쪼이지 않기 때문에 60~70세가 되면 골다공증에 걸릴 확률이 매우 높아진다. 칼슘과 함께 뼈를 만드는 데 반드시 필요한 비타민D는 오로지 햇볕을 통해서만 생성되기 때문이다. 그렇지 않아도 여성들은 폐경 후 에스트로겐이 급격히 감소하면서 칼슘이 줄어든다. 거기다 자외선에 노출되지 않은 생활을 하면 뼈가 약해질 수밖에 없다.

41) 2011년 『유럽임상 영양학 저널(European Journal of Clinical Nutrition)』에 발표한 그랜트(W. B. Grant) 박사의 연구 결과에 의하면, 혈액 속 비타민D가 증가하면 수명을 연장할 뿐만 아니라 암, 심혈관 질환, 당뇨, 결핵, 호흡기 질환 등 여러 질환을 예방한다고 한다.

42) 안드레아스 모리츠, 『의사들도 모르는 기적의 간 청소』, 정진근 옮김, 에디터, 2015, p.54.

43) 연령별로 보면 0~9세 어린이 환자가 전체의 64%를 차지했고, 50대

(6.8%), 30대(5.9%), 40대(5.6%) 순으로 9세 이하 비중이 압도적으로 높았다.

44) 임종한, 『아이 몸에 독이 쌓이고 있다』, 예담, 2013, p.70.

45) 곤도 마코토, 『의사에게 살해당하지 않는 47가지 방법』, 이근아 옮김, 더난출판, 2013, p.187.

46) 사람이 사용하는 샴푸가 애견 샴푸보다 조악하다는 것은 가격으로도 알 수 있다. 애견 용품점에서 판매하는 애견 샴푸의 가격은 사람이 사용하는 샴푸에 비해 몇 배나 더 비싸다.

47) 아모디메치콘, 세틸디메치콘, 시클로헥사실록산, 디소스테아로일트리메틸올프로페인실록시실리케이트, 디메치콘 코포리올, 디메치콘 크로스폴리머, 디메티코닐, 페닐트리메타콘 등이 그것이다.

48) 리타 슈티엔스, 『깐깐한 화장품 사용설명서』, 신경완 옮김, 전나무숲, 2009, pp.182-183.

49) 오자와 다카하루, 『화장품, 얼굴에 독을 발라라』, 홍성민 옮김, 미토스, 2006, p.153.

50) 후나세 슌스케, 『의식주의 무서운 이야기』, 윤새라 옮김, 어젠다, 2014, pp. 226-227.

51) 염색제에서 검출된 알레르기 유발 성분은 파라페닐렌디아민, 황산톨루엔-2, 5-디아민, 메타아미노페놀 등이다.

52) 일본은 포름알데히드 기준(1.5mg/L)을 초과하는 제품 사용을 제한하고 있으며, 대만도 2007년부터 기준을 초과하는 합판 등의 제조 및 수입을 금지하고 있다.

53) 방안 공기를 100으로 봤을 때 톨루엔이 0.08%가 되면 중추신경계가 마비돼 구역질과 현기증을 느끼게 되고 0.1~0.2%가 되면 목숨을 잃을 수도 있다.

54) 2014년 한국소비자원에서 시중에 유통 중인 캐릭터 가면 21개 제품을 시험 검사한 결과, 3개 제품에서 35.1~45.5% 수준의 프탈레이트계 가소제(DEHP, 디에틸헥실프탈레이트)가 검출되었다. 허용 기준의 351~455배가 검출된 것이다.

55) 서울신문, 「임신 기간 '이런 것' 접하면 아이 IQ 떨어진다 – 美 연구」, 2014년 12월 15일자.

56) 독일의 한 과학자가 화학 약품을 섞었는데, 갑자기 실험실에 달콤한 포도 향기가 가득 찼다고 한다. 향기의 주인공은 메틸에스테르라는 화학

물질로, 이는 훗날 포도주스의 주된 첨가물이 되었다.

57) 에릭 슐로서·찰스 윌슨, 『맛있는 햄버거의 무서운 이야기』, 노순옥 옮김, 모멘토, 2007, p.111.

58) 스테이시 맬컨, 『화장품 회사가 당신에게 알려 주지 않는 진실』, 유정현 옮김, 2008, pp.48-53. 보고서에 따르면 화장품 회사들은 향수 성분을 비밀로 유지하고, 라벨에 성분 표시조차 하지 않아서 소비자는 제품에 어떤 유해 화학물질이 포함되었는지 알 방법이 없다.

59) 이데일리, 『냄새는 없애지만 탈취·방향제에서 1급 발암물질 검출』, 2013년 2월 3일자. 분사형 섬유 탈취제와 실내 방향제는 액상형, 젤형 방향제에 비해 포름알데히드 검출 농도가 낮음에도 불구하고 인체에 직접 영향을 미치기 쉬운 특성상 유해 지수가 더 높은 수준(0.1이상)으로 나왔다.

60) MBC, 「뉴스플러스-밀폐된 부엌 '요리 초미세먼지' 스모그보다 위험」, 2014년 2월 18일자.

61) 2006년부터 2010년까지 영국, 덴마크, 그리스, 노르웨이, 스페인 등 5개국 임산부 1,100명을 대상으로 조사한 결과 '정크푸드를 많이 먹은 산모의 아이는 적게 먹은 산모의 아이보다 머리 둘레가 0.33cm 작고, 체중이 132g 가벼운 것'으로 나타났다.

62) 경향신문, 「임신 중 먹는 감자튀김, 담배만큼 해롭다」, 2012년 10월 25일자.

63) 임종한, 『아이 몸에 독이 쌓이고 있다』, 예담, 2013, p.145. 이들의 연구 결과는 2011년 「환경보건전망(Environmental Health Perspectives)」에 발표되었는데, 분만 당시 산모의 집 주소지를 조사한 결과 고속도로와 가까울수록(≤309m) 자녀에게 자폐증이 발생할 위험도가 1.86배 높았으며, 임신 3분기(28주 이후부터 출산까지)에 임산부의 집이 고속도로와 가까울수록(≤309m) 자폐증 발생 위험도가 2.22배나 더 높았다.

64) 생물학자인 리즈 엘리엇은 『우리 아이 머리에선 무슨 일이 일어나고 있을까?』에서 "양수에 달콤한 맛을 내는 물질을 주입하면 태아가 양수를 더 많이 삼킨다"며 단맛을 좋아하는 것이 인간의 본능이라고 말한다.

65) 강순남, 『밥상이 썩었다 당신의 몸이 썩고 있다』, 소금나무, 2005, pp.118-119.

66) 김현원, 『생명의 물 기적의 물』, 동아일보사, 2009, pp.144-145.

67) 미국에서는 자궁에 있는 태아 중 1/3은 산모를 통해 폴리염화비페닐

아토피 디톡스가 답이다

(PCBs)을 흡수한다고 한다. 폴리염화비페닐은 신생아의 뇌에 직접적으로 작용한다고 알려진 유해 화학물질인데, 모유의 30%에서도 폴리염화비페닐이 발견되었다.

68) 일본 국립예방위생연구소는 자궁암 세포와 열의 상관관계를 연구해서 발표한 바 있다. 이에 따르면 39.5℃ 이상 온도에서 암세포가 10일 만에 사라져, 암세포가 고온에 약하다는 점을 밝혀낸 것이다. 독일 등 유럽에서도 암 환자의 건강 상태를 확인하는 지표 중 하나로 체온을 활용하고 있다. 암은 우리 몸 가운데서 열이 많이 나는 심장과 비장, 소장에는 생기지 않는다.

69) 이런 이유 때문에 체온을 조절하는 자율신경은 체온 유지를 위해 발버둥을 친다. 바깥 기온이 낮아 체온이 내려가면 자율신경은 손발의 말초혈관까지 수축시켜 체온을 유지하려 한다. 그래서 손발은 차가워지고 하체는 붓기 시작하며, 권태감이 생기고 비만도 생기게 된다.

70) 육아정책연구소가 2013년 수도권에서 0~5세 영유아를 둔 학부모 1천 명을 대상으로 조사한 결과, 유아의 스마트폰 이용률은 68.4%나 됐다. 영·유아 연령별 이용률은 전체 26.4%가 3세, 23.6%가 1세에 사용했다. 4명 중 1명은 불과 한 살 때부터 스마트폰을 만지고 있을 정도로 이용 연령대가 낮아진 것이다.

71) 데이비드 프리드먼, 『거짓말을 파는 스페셜리스트』, 안종희 옮김, 지식 갤러리, 2011, p.343

72) 세계일보, 「어린이, 휴대전화 전자파 흡수율이 어른보다 높아」, 2012년 5월 22일자. 2008년부터 2010년까지 시행된 「휴대전화 사용이 주의력 결핍 과잉행동장애(ADHD)에 미치는 영향에 대한 연구」 중간 조사 결과, 어린이의 휴대전화 사용이 많을수록 주의력결핍 과잉행동장애 유발 가능성이 큰 것으로 나타났다.

73) 벨기에에서 십대 1천 600명을 대상으로 실시한 연구 결과 일주일에 한 번 이상, 취침 직전 휴대전화로 통화한 십대들은 휴대전화를 전혀 쓰지 않은 아이들보다 5배나 더 피로감을 호소했다.

74) 나중에 밝혀진 사실이지만, 당시 신종플루 양성반응자는 1만 5천 160건으로 이 중 9명이 사망했다고 한다. 감기로 인한 사망률은 통계상 0.1%로 1000명 중 1명인 것을 감안하면, 신종플루의 공포가 얼마나 과대포장 되었는지 알 수 있었다.

75) 안드레아스 모리츠, 『의사들도 모르는 기적의 간 청소』, 정진근 옮김, 에디터, 2015, pp.254-257.

76) 스테파니 케이브, 『예방접종 어떻게 믿습니까』, 바람, 2008, pp.5-25.

77) 2012년 1월 『의학연보(Annals of Medicine)』에는 「인유도종 바이러스 백신 정책과 근거 중심 의학」이라는 논문이 실렸는데, 자궁경부암백신이 예방 효과는 검증되지 않은 반면, 그 위험성은 증명되었다는 내용을 싣고 있다. 또한 자궁경부암을 예방한다고 알려진 백신이 실제로는 암의 원인이 된다는 사실을 담고 있다. 미국에서는 어린이들이 5세 이전에 36가지 백신을 접종받으며, 91명 중 1명꼴로 자폐증이 나타난다. 백신을 접종받지 않는 어린이의 경우 2000명 중 1명꼴로 자폐증이 나타난다. 5세 미만 어린이 1000명당 5명이 백신접종으로 사망한다. 영유아 돌연사 증후군은 포함되지 않은 수치다.

78) 스테파니 케이브, 『예방접종 어떻게 믿습니까』, 바람, 2008, pp.22-26.

79) 독소(냉기)로 인해 인체의 균형이 허물어지게 되면 개인의 체질적 특성에 따라 각종 질병들이 생기게 된다. 선천적으로 폐가 약한 사람은 폐와 기관지의 질병을 앓게 되고, 기관지가 약한 사람은 비염, 축농증 등을 앓게 된다. 이 모든 것은 폐나 기관지의 문제로 인해 발생한 것이 아니라 독소(냉기)가 원인인 셈이다.

80) 신도 요시하루, 『만병을 고치는 냉기 제거 건강법』, 김수경 번역, 김영사, 2004, pp.74-77.

81) 미국 상원 영양문제특별위원회, 『잘못된 식생활이 성인병을 만든다』, 원태진 편역, 형성사, 2003, p.39.

82) 비타민C는 유전공학 기술로 만들어진다. 베타카로틴(비타민A 전구체)은 대장균의 유전자를 조작하여 만들어지고 있으며, 화장품에 많이 사용되는 비오틴(비타민 B7)은 합성된 물질이며, 임산부가 애용하는 엽산은 개구리의 피부를 부패시켜 만든다.

83) 한스 울리히 그림 외, 『비타민 쇼크』, 도현정 옮김, 21세기북스, 2005, p.31.

84) 이런 요건을 만족시키는 업체 가운데 눈에 띄는 곳은 암웨이의 뉴트리라이트이다. 뉴트리라이트는 자사 소유의 농장에서 식물을 재배, 수확, 가공해 제품 원료로 쓰고 있다.

85) 미네랄(mineral)이란 본래 광물(鑛物)이라는 뜻으로, 신체에 포함되는 원소 중에서 산소, 탄소, 수소, 질소를 제외한 것을 미네랄이라고 부른다. 미네랄은 탄수화물이나 지방, 단백질 등 거대 영양소가 에너지로 바뀌는 과정에서 화학 반응이 잘 이뤄지도록 도와주는 영양소다.

86) 성재효, 『미네랄이 해답이다』, 아이디어북스, 2009, pp.70-75.

87) 모리시타 케이이치, 『약 없이 몸 고치는 자연의식』, 그린헬스, 2013, p.131.

88) 1950년대 이전에는 사과 2개나 시금치 1묶음 정도만 먹어도 하루에 필요한 철분을 충분히 섭취할 수 있었지만, 이제는 사과 13개, 시금치는 19묶음이나 되는 양을 먹어야 한다고 한다. 우리가 먹는 음식은 과거의 음식과는 다른 것이다.

89) 증류수는 미네랄을 완전히 제거, 주로 실험용으로 사용된다. 화학을 전공한 사람들은 '실험실에서 사용하는 물을 마시면 안 된다'는 것을 잘 알고 있다.

90) 김청호 외, 『알칼리수, 산성화 시대의 솔루션』, 북갤러리, pp.51-53.

91) 숯은 1g당 무려 300m² 나 되는 표면적을 갖고 있다. 구멍의 크기는 약 1/1000mm이며, 작은 것은 1/1백 만mm 짜리도 있다. 이 많은 구멍은 산소를 공급하며, 흡착력을 갖고 있어 물속의 중금속까지도 흡수한다.

92) 허현회, 『우리는 매일 독을 마시고 있다』, 라의눈, 2015, p.105.

93) 허현회, 『우리는 매일 독을 마시고 있다』, 라의눈, 2015, pp.104-105.

94) 염소는 20분만 지나면 사라진다. 수도관 노후 문제의 경우 1994년 4월 이후 건축된 주택은 녹슬지 않는 스테인리스 관을 의무적으로 사용하기 때문에 문제가 되지 않는다. 서울 시내 공공상수도관 교체율이 96.5%에 이르는 데다 녹물이 나와도 극소량에 불과하다.

95) 오랜 진화 과정에서 형성된 인간의 치아는 앞니, 송곳니, 어금니 3종류가 있다. 앞니는 채소나 과일을 갈아 먹는 용도, 송곳니는 육류를 뜯거나 씹기 위한 용도, 어금니는 곡물을 으깨기 위한 용도로 발달했음을 알 수 있다. 위턱이나 아래턱의 치아 개수를 보면 앞니 4개, 송곳니 2개, 어금니 10개로 구성된 것으로 보아 채소 2, 육류 1, 곡물 5의 비율로 먹어온 것으로 추정된다.

96) 로버트 러스티그, 『단맛의 저주』, 한국경제신문사, 2014, pp.184-188.

97) 미국공익과학센터(CSPI)는 '최고의 음식 10'에 고구마를 1순위에 올려놓고 있다. 과학센터의 제인 박사는 "건강과 영양을 생각한다면 주저 없이 고구마를 선택하라"고 권고하고 있다. 일본 도쿄대 의과학연구소의 실험 결과에 따르면 고구마의 발암 억제율은 최대 98.7%에 달했는데, 항암 효과가 있는 채소 82종 중 1위로 선정되었다.

98) 1958년 노벨 생리의학상을 수상한 조슈아 레더버그는 "인간은 인간 자

신의 세포뿐만 아니라, 몸속에서 함께 살고 있는 박테리아 유전체와 바이러스 유전체 전체를 포함하는 광범위한 유전체를 갖고 있는 슈퍼 유기체"라고 선언했다.

99) 베르트 에가르트너, 『질병예찬』, 홍이정 옮김, subook, 2008, p.73.

100) 오쿠무라 코우, 『장을 클린하라』, 김숙이 옮김, 스토리유, 2011, p.107.

101) 장기에 숙변이 끼면 무거워져 연동 운동을 잘 할 수 없다. 지방이 연소되지 못하고 축적되어 복부 비만이 되면서 허리둘레도 늘어나는 것이다. 대장에 숙변이 있어 변비가 발생하면 복부의 순환이 떨어지게 되며, 과대한 지방이 쌓이게 되고, 나아가 복부 비만이 생기게 된다.

102) 단식은 전문가에게 도움을 받아 진행하는 것이 좋은데, 간헐적 단식은 가정에서도 손쉽게 할 수 있다. 일주일에 한두 번 정도 16~24시간의 공복 상태를 유지하거나, 하루 두 끼만 먹는 방법이다.

103) 수천 가지의 유전자와 면역 체계를 조절하는 비타민D가 결핍되면 노인의 경우 인지 장애가 발생할 수 있고, 어린이의 경우 천식이 유발될 수 있다.

104) 데이비드 프리드먼, 『거짓말을 파는 스페셜리스트』, 안종희 옮김, 지식갤러리, 2011, p.336.

105) 생체 리듬이 깨질 경우 우울증 등 정신적 문제에도 영향을 끼칠 수 있다. 주의력결핍 과잉행동장애(ADHD), 계절적 정신 장애, 불면증, 시차증, 기억력 장애 등이 태양과 관련된 생체 리듬이 흐트러지면서 생긴 증상들이라는 것이다.

106) 부교감신경이 위로 올라가면 림프구가 지나치게 분비되고 알레르기가 생기기 쉽다. 편안한 방식에 익숙하기 때문에 조금만 힘든 일을 해도 쉽게 피로해진다.

107) 유진규, 『청결의 역습』, 김영사, 2013, pp.92-93.

108) 우리나라의 제왕절개 분만률은 2012년 36.9%, 2013년 37.4% 등으로 세계보건기구(WTO)의 권고 수치 15%의 2배 이상 넘어섰으며 지속적인 증가세를 보이고 있다.

109) 피부 표면에 항상 존재하고 있는 포도상구균은 땀 냄새를 일으키기 때문에 나쁜 균으로 생각되지만, 피부를 보호하고 유해균이 몸에 침투하는 것을 막아 주는 역할을 한다.

110) 침투한 성분들은 산화되어 유해한 산화물로 변하며, 염증으로 이어진다. 미세한 염증이라도 만성이 되면 멜라닌이 증가해 피부가 칙칙한

갈색으로 변하고, 결국 기미가 생긴다.

111) 사실 인간의 몸 자체가 세균 덩어리다. 입속에 있는 세균만도 100억 개에 이를 정도다. 장 속에는 300종의 100조 개에 달하는 엄청난 양의 세균이 있다. 우리 몸의 세포 수보다 세균 수가 10배나 더 많다.

112) 크리스토퍼 완제크, 『불량 의학』, 박은영 옮김, 열대림, 2006, pp. 101-103.

113) 죽염이 세상에 알려진 것은 1986년 인산 선생의 저서 『신약(神藥)』에 죽염이 소개되면서부터라 할 수 있다.

114) 천일염이 죽염으로 탄생되기 위해서는 많은 시간과 노력이 필요하다. 먼저 간수를 뺀 천일염을 대나무통에 넣어 황토로 입구를 봉한 후 토종 소나무 장작으로 800℃의 열에서 굽는다. 한 번 구운 소금은 불순물 등으로 걸러 낸 후 다시 가루로 만들어 새 대나무통에 채우는데 이런 과정을 아홉 번까지 반복한다.

115) 우리나라의 서남해안 갯벌은 캐나다 동부 해안, 미국의 동부 해안, 북유럽 해안, 아마존강 유역과 더불어 세계 5대 갯벌 중 하나이다. 이는 한국의 서남해안의 경우 바다로 유입되는 강이 많고, 해안선이 복잡하며, 수심이 얕고, 조수간만의 차이가 커서 갯벌이 생성되기에 좋은 조건들을 모두 갖추고 있기 때문이다.

116) 정종희, 『생명의 소금』, 올리브나무, 2011, p.43.

117) 연구진은 고혈압을 유발시키는 가장 큰 원인이 무엇인지 밝혀내기 위해 프랑스 성인 남녀 8,670명의 혈압 데이터를 비교·분석하는 방대한 조사를 진행했다. 결과를 살펴보면, 의외로 소금 속 나트륨 섭취는 고혈압 유발과 큰 관련성이 없는 것으로 나타났다.

118) 마쓰모토 미쓰마사, 『고혈압은 병이 아니다』, 에디터, 2015, p.184.

119) 폴라 베일리 해밀턴, 『내몸을 되살리는 친환경 다이어트』, 북센스, 2008, p.89.

120) 안드레아스 모리츠, 『의사들도 모르는 기적의 간 청소』, 정진근 옮김, 에디터, 2015, p.131.

121) 자미원은 게르마늄, 셀레늄 등 천연미네랄 이온수에 약간의 보습성분을 추가한 것이다. 이온화된 미네랄들이 피부에 침투, 모공에 찌든 유해물질들을 자연스럽게 녹여냄과 동시에 세포를 활성화시키는 것이다. 피부에 축적된 독소가 제거되고, 재생시스템이 제대로 가동되기만 하면 굳이 화장품도 사용할 필요가 없다.